AF591539

OPINIONS ET TÉMOIGNAGES

SUR L'UTILITÉ ET L'EFFICACITÉ

DE L'EAU INODORE

DE MM. RAPHANEL ET LEDOYEN,

POUR DÉSINFECTER LES MATIÈRES ET EXHALAISONS FÉTIDES,

Principalement les matières fécales et les urines,

QUE L'ON PEUT EMPLOYER IMMÉDIATEMENT

COMME ENGRAIS.

PUBLIÉS

Par M. ROUGET DE LISLE, ingénieur-manufacturier.

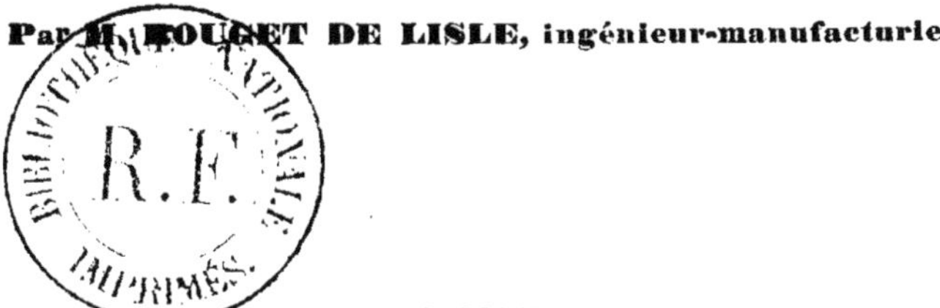

PARIS

LANGLOIS ET LECLERCQ, RUE DE LA HARPE, 81. | L. MATHIAS (AUGUSTIN), QUAI MALAQUAIS, 15.

Mme Ve BOUCHARD-HUZARD, RUE DE L'ÉPERON, 12.

Et chez MM. RAPHANEL et LEDOYEN, rue Saint-Merry, 9.

1849.

AVIS DE L'ÉDITEUR.

En présence des faits parfaitement constatés en France, en Angleterre, au Bas-Canada et aux États-Unis d'Amérique, qui ont établi les propriétés certaines et désinfectantes de l'*Eau inodore de MM. Raphanel* et *Ledoyen*, il est impossible de refuser à cette eau, qui est d'un prix d'achat aussi bas qu'on peut le désirer, une valeur réellement très importante; il est démontré, par les expériences multipliées des savants les plus recommandables, que cette eau est un élément indispensable de la santé publique; en effet, elle détruit et décompose les gaz désagréables, souvent délétères, qui infectent l'air et attaquent l'organisme; elle désinfecte parfaitement les matières et exhalaisons fétides, principalement les matières fécales et les urines, que l'on peut employer avec un grand avantage pour l'engrais des terres.

Or, tout le monde sait que l'engrais est un élément nécessaire et indispensable à l'agriculture, afin d'augmenter la production des terres et de remédier à l'insuffisance des récoltes. On sait aussi, et depuis longtemps, que les matières fécales et les urines fournissent les engrais les plus puissants et les plus énergiques. Nous pouvons donc répéter ici, sans crainte d'être accusé d'exagération et d'enthousiasme, d'après les témoignages des savants agronomes que nous avons recueillis (1), que les matières fécales, désinfectées par le procédé de *MM. Raphanel* et *Ledoyen*, sont appelées à régénérer l'agriculture et à lui procurer, comme engrais, des résultats certains et incalculables.

Certes, on ne nous accusera pas d'exagération, lorsqu'on aura lu attentivement les Rapports, Lettres et Certificats que nous publions, sans y rien ajouter de notre propre fond; mais, afin de faciliter les recherches et d'éclairer plus rapidement les convictions des personnes, qui n'ont pas le temps de lire, et de celles-là mêmes qui ne veulent pas lire, nous avons rédigé, à part, un sommaire des principaux faits, les plus dignes de fixer, à un haut degré, l'attention et l'intérêt, et nous indiquons le titre et la page du document que l'on peut consulter au besoin.

Dans un autre écrit, que nous publierons prochainement, nous indiquerons les procédés et appareils, propres à désinfecter, chez soi, les matières fécales et les urines, et à les employer économiquement comme engrais et dans les irrigations.

ROUGET DE LISLE.

---

(1) Extraits du Rapport lu à la Société d'Encouragement, le 1er avril 1846, par M. Philippar, professeur de culture à l'Institution nationale agronomique de Grignon; — des Lettres et Rapports imprimés, en 1847, par ordre et aux frais de la Chambre des Lords et de celle des Communes d'Angleterre; — des Certificats et autres Documents publiés à New-York en 1848, et traduits de l'anglais.

Imprimerie de Gustave Gratiot, 11, rue de la Monnaie.

SOCIÉTÉ D'ENCOURAGEMENT POUR L'INDUSTRIE NATIONALE

Reconnue comme établissement d'utilité publique, par ordonnance du 21 avril 1824.

SOMMAIRE DU RAPPORT

Lu, au nom du Comité d'agriculture, dans sa séance du 1er avril 1846, par M. Philippar, directeur du Jardin-des-Plantes de Versailles et professeur de culture à l'École nationale agronomique de Grignon, etc.,

SUR L'UTILITÉ ET L'EMPLOI DE L'EAU INODORE DE MM. RAPHANEL ET LEDOYEN

Pour désinfecter, dans les fosses d'aisances, les matières fécales et les urines, et sur les propriétés, comme engrais, de ces matières désinfectées. (Voir *Bulletin de la Société d'Encouragement*, année 1846, p. 190.)

Voir les Rapports.
Pages.

Expériences de désinfection,

Faites à Versailles, les 5 et 7 mai 1845, en plein jour, au moyen de l'eau inodore de MM. Raphanel et Ledoyen, sous la direction de M. Philippar, en présence d'une commission nommée par la Société d'agriculture de Seine-et-Oise, et composée de :

MM. Fremy père, membre du Conseil municipal et secrétaire perpétuel de la Société d'agriculture de Seine-et-Oise;
— Collin, professeur de chimie à l'École militaire de Saint-Cyr;
— Belin, pharmacien-chimiste;
— Thibierge fils, pharmacien-chimiste;
— Pigeon (Victor), cultivateur à Satory;

Et de M. Quetz, professeur de physique et de chimie au Lycée de Versailles; 23

La première expérience a été faite, le 5 mai 1845, sur les deux fosses d'aisances de l'Hôpital-général, dont l'une a été désinfectée parfaitement, « bien que les matières, dit M. le rapporteur, fussent, à notre arrivée, d'une fétidité extrême. » 24

La deuxième expérience a été faite, le 7 mai 1845, sur une fosse d'aisances, située sur la place Hoche, dans la maison tenant à celle qui était habitée par le maire, M. de Remilly, et dans une cour, sur laquelle donnaient les croisées d'un restaurateur. 24

M. Philippar s'exprime ainsi sur le résultat de cette opération : « Disons de suite, pour ce qui a rapport à la désin-

(1). L'eau inodore, marquant 22 degrés au pèse-sel, est vendue (en gros) aux vidangeurs 30 fr. les cent litres au moins, et 40 fr. au-dessous de 100 litres.

Elle est vendue aux particuliers 50 fr. les 100 litres au moins, et 1 fr. le litre en détail. — Pour l'employer, on ajoute moitié d'eau ordinaire, et le prix de revient, sans la bouteille en grès, que l'on reprend pour 20 centimes, est alors de 40 centimes. R. de L.

Pages.

« végétation ; 2° que les matières désinfectées n'ont pas moins « d'action que celles qui ne l'ont pas été ; 3° que la substance « employée pour la désinfection (par MM. Raphanel et Le-« doyen) ne nuit en rien à la qualité de l'engrais et consé-« quemment à la végétation. » 29

Ces expériences nous démontrent, ajoute M. Philippar :

« 1° Que les matières fécales, employées vertes ou dès le mo-« ment qu'elles sont extraites de la fosse, ont une très grande « action sur la fertilisation des terrains et sur la végétation ; « qu'elles ont une action immédiate très puissante, qui non « seulement agit sur l'organisme en l'excitant dans le pre-« mier moment du développement, mais encore pendant tout « le temps du parcours des phases végétatives, jusqu'au mo-« ment où les plantes ont acquis leur état caractéristique, « prélude d'une production quelconque ; 29

« 2° Que les plantes développées sous l'influence de ces engrais, « conservaient, pendant tout le temps de leur durée, un re-« marquable luxe de végétation et acquéraient une constitu-« tion très forte ; 29

« 3° Que le développement, tout surexcité qu'il ait été par l'in-« fluence de ces engrais, n'influe en rien d'une manière con-« traire à la qualité des produits ; 29

« 4° Que les produits récoltés ont paru plus savoureux et meil-« leurs, outre qu'ils ont été, en général, plus hâtifs et plus « abondants ; 29

« 5° Que cet engrais, loin d'agir momentanément et comme agit « la matière manipulée et desséchée à l'état de poudrette, « agit successivement et pendant tout le temps de la végéta-« tion, outre qu'elle laisse des traces de sa présence pour « l'année suivante ; 29

« 6° Que les matières fécales vertes offrent à l'agriculture un « engrais riche et puissant, et qu'elles peuvent être considé-« rées comme matières de première importance pour la fer-« tilisation des terres et pour l'accroissement de la produc-« tion (1). » 30

(1) Tous ces faits sont exacts et confirmés par les expériences faites en Angleterre, en 1847. (Voir les lettres de MM. Southwood Smith et Lannon, imprimées à la suite du Rapport de M. Philippar, page 33. R. de L.

(1) Pour atteindre ce but, MM. Raphanel et Ledoyen ont imaginé des appareils très simples, faciles à nettoyer, à transporter, dont le prix, très bas, varie depuis 25 jusqu'à 75 fr. au plus. R. de L.

EXPÉRIENCES FAITES EN ANGLETERRE

Avec le liquide désinfectant de MM. Raphanel et Ledoyen, en vertu de la décision de lord Morpeth, premier commissaire pour les bois et forêts de S. M., rendue le 2 février 1847, sur la demande de M. Ledoyen, en date du 15 décembre 1847, et sous les auspices du colonel Calvert.

Sommaire du Rapport

Résultats des expériences

Une première expérience a été faite sur une fosse d'aisances chez M. Collins, jardinier à Highgate ; elle était fermée depuis quatre jours à cause de la mauvaise odeur qu'elle exhalait ; elle fut ouverte, le 18 février 1847, à 9 heures du matin, en présence de

(1) Nous tairons les expériences relatives à la conservation des cadavres, qui n'intéressent, d'ailleurs, que les médecins et les chirurgiens. R. de L.

(1) La livre anglaise égale 453 gr., 025.
(2) La pinte, mesure anglaise, vaut 0 litre, 577.

Cette fosse contenait, suivant le mesurage, 2,240 livres de matières fécales.

Le 12 mars, on fit enlever le plancher de cette fosse; on versa 8 pintes de liquide sur la surface des matières et sur les murs; l'odeur disparut immédiatement. On rétablit alors le plancher; et, le 15 mars suivant, on visita la fosse, qui répandait peu ou point d'odeur. 39

Mais, après avoir y plongé un bâton jusqu'au fond, on remarqua que le bout supérieur de ce bâton ne sentait presque rien, tandis que sa partie inférieure était imprégnée d'odeur. On versa, ensuite, 8 autres pintes du liquide sur la surface, sans remuer la masse, mais seulement en plongeant un bâton en deux ou trois endroits différents. On employa ainsi 26 pintes du liquide, environ 1/86 de la masse. 39

Examinée, le 17 mars, la surface n'avait pas d'odeur; cependant, en remuant la masse, on sentait, dit le rapport, « celle « des lieux d'aisances de campagne, exposés à l'air. » Et il ajoute :

« Dans cette expérience, comme dans les autres, plusieurs « personnes ont fait, ainsi que nous, une observation qui nous « paraît mériter une attention spéciale, c'est que l'odeur, restant « après l'application du fluide, est beaucoup moins volatile, ou, « en d'autres termes, beaucoup plus fixée que celle des excré- « ments ordinaires, au point de ne pouvoir être sentie qu'à une « distance très rapprochée. » 39

« Nous considérons l'expérience, faite dans la rue de New- « Charles, comme offrant une importance et un intérêt particu- « liers, en ce qu'elle prouve distinctement que, par le procédé « simple et facile de verser une quantité suffisante de liquide « dans les lieux d'aisances, deux ou trois jours avant de les « vider, ce qui peut se faire par un domestique, sans aucun « inconvénient, la matière est désinfectée, au point de ne plus « conserver d'odeur nuisible, de sorte qu'on peut l'enlever en- « suite à toute heure du jour. » 40

3° Expériences, faites sur des fosses d'aisances qui servent continuellement, au moyen d'une simple aspersion du liquide sur les matières. 40

« Les résultats de ces expériences ont toujours été satisfaisants, » dit le rapport; « car, toutes les fois, l'odeur disparaissait inva-

Pages.

« riablement, immédiatement, par l'aspersion d'une petite quan- « tité du fluide sur la matière. » Ce résultat, suivant nous, est fort important. 40

Et MM. les commissaires concluent « que, dans les cabinets d'ai- sances (*water-closets*) (1), où parfois les gaz s'échappent en assez « grande quantité pour être dangereux, et bien plus commu- « nément qu'on ne le croit, mais toujours nuisibles, il serait « avantageux de verser de temps en temps de ce fluide pour « décomposer les gaz contagieux qui s'y forment. » 40

4° Expérience, faite chez M. Lloyd, chimiste à Highgate, sur des matières fécales conservées, pendant un an, dans une fosse creusée dans la terre et fermée. 40

Il résulte du rapport des commissaires, ainsi que des témoignages des autres personnes présentes (voir l'Appendice A,), que, quand on ouvrit le trou, il s'en exhala une odeur très forte; qu'une pièce d'argent, plongée dans la matière, fut retirée toute noire, indice de la présence de l'hydrogène sulfuré. On ré- pandit alors le fluide sur la matière, qui, examinée le second jour, se trouva dégagée de toute mauvaise odeur. Une pièce d'argent, mise alors dans la matière désinfectée, ne perdit rien de son brillant. Les deux pièces ont été remises à lord Morpeth. 41

5° *Observations des commissaires sur la construction des fosses d'aisances, à Londres.* 41

Les murs des fosses d'aisances, à Londres, sont bâtis généralement en briques sans mortier, ce qu'on appelle, en terme de maçonnerie, *revêtement en bâtisse sèche*, et le fond est formé par la terre même. Messieurs les commissaires font remarquer, avec raison, « que le résultat nécessaire et recherché, dans cette construction défectueuse, est de laisser échapper, dans la terre, la partie liquide des vidanges, c'est-à-dire la partie la plus nuisible à la santé et en même temps la plus précieuse pour l'agriculture. » 41

Ils citent les rapports des inspecteurs de la salubrité publique, qui fournissent des preuves nombreuses de l'effet pernicieux, produit sur l'eau des puits par la partie liquide, qui s'écoule des fosses d'aisances et s'infiltre dans la terre environnante.

(1) Appelés, en français, lieux à l'anglaise.

(1) Voir l'Appendice B, et la Lettre de MM. Dodd, John Tomkins et autres.

(1) Toutes les expériences propres à éclairer la question ont été faites, sous les auspices de M. le colonel Calvert, par M. Ledoyen, par les ordres et aux frais du gouvernement anglais, qui lui a accordé, à cet effet, la somme de 25,000 fr.— M. Ledoyen a opéré dans les hôpitaux des fiévreux à Dublin, à Manchester, à Liverpool; dans les hôpitaux de la marine anglaise, à Québec, à Montréal (Bas-Canada), et à celui de New-York (États-Unis). Partout les résultats ont été satisfaisants, et M. Ledoyen possède toutes les pièces justificatives. R. de L.

SOMMAIRE DES LETTRES ET CERTIFICATS

Des savants, médecins et pharmaciens, des ouvriers et entrepreneurs de vidanges, anglais et américains, qui ont employé et reconnu les propriétés de l'eau désinfectante de MM. Raphanel et Ledoyen.

Désinfection des matières fécales et des urines.

RAPPORTS

LETTRES, CERTIFICATS ET TÉMOIGNAGES,

RELATIFS

A LA DÉSINFECTION, D'APRÈS LE PROCÉDÉ DE MM. RAPHANEL ET LEDOYEN, DES MATIÈRES ET EXHALAISONS FÉTIDES, PRINCIPALEMENT DES MATIÈRES FÉCALES ET DES URINES, QUE L'ON PEUT EMPLOYER COMME ENGRAIS.

SOCIÉTÉ D'ENCOURAGEMENT POUR L'INDUSTRIE NATIONALE

Fondée en 1802.

RAPPORT DE M. PHILIPPAR

Fait au nom du Comité d'agriculture, et lu dans la séance du 1er avril 1846, sur les matières fécales et les urines désinfectées par le procédé de MM. Raphanel et Ledoyen, et employées pour l'engrais des terres (Voir *Bulletin de la Société d'Encouragement*, année 1846, page 190).

Messieurs,

Vous avez renvoyé à votre Comité d'agriculture l'examen de la propriété des matières fécales, désinfectées par le procédé de MM. Raphanel et Ledoyen, employées pour l'engrais des terres; nous venons vous rendre compte du résultat de notre examen.

Nous avons opéré, à Versailles, sur trois fosses d'aisances, dont deux à l'Hôpital royal et l'autre située sur la place Hoche. M. de Remilly, maire de la ville, s'intéressant au résultat de la désinfection, nous a procuré tous les moyens de suivre nos recherches et de faire avec facilité les observations dont nous avions besoin pour nous éclairer; il a même invité quelques personnes à assister aux opérations de désinfection.

La Société d'agriculture de Seine-et-Oise, prenant intérêt à la désinfection et à l'emploi de la matière désinfectée, extraite des fosses d'aisances, comme engrais, a envoyé une commission, qui était présente aux opérations. Nous nous trouvions donc assistés de M. Frémy père, membre du Conseil municipal et secrétaire perpétuel de la Société d'agriculture de Seine-et-Oise; de M. Quetz, professeur de physique et de chimie au Lycée de Versailles; de MM. Collin, professeur de chimie à l'Ecole militaire de Saint-Cyr, Belin et Thibierge fils, pharmaciens-chimistes, Victor Pigeon, cultivateur à Satory (ces trois derniers membres de la Société d'agriculture de Seine-et-Oise). M. Decret, entrepreneur des vidanges de la ville de Versailles, a opéré, avec une grande complaisance et beaucoup d'empressement, l'extraction et le transport des matières sur les terres; MM. Raphanel et Ledoyen, présents, ont procédé à la désinfection; outre notre présence continuelle, nous avons placé un homme, sur lequel nous pouvions compter, pour faire exécuter avec tout l'ordre désirable les diverses opérations, en suivre les détails et tenir note de tout ce qui se ferait.

Nous pourrions nous abstenir de vous parler de la désinfection et nous en tenir à la partie purement culturale de l'opération, car votre comité des arts chimiques est saisi et s'occupe de cet objet avec tout le soin dont il est susceptible; mais nous avons pensé que vous n'entendriez pas, sans quelque intérêt, l'exposé des opérations qui se rapportent à la désinfection des fosses, sur lesquelles ce procédé a été appliqué.

Nous aurions pu nous borner à opérer sur les deux fosses de l'hospice royal; mais les matières de ces fosses, dont l'une devait être désinfectée et l'autre vidangée telle quelle, afin que ces matières pussent être employées séparément et comparativement, n'ont pu être obtenues comme nous le désirions; aussi la quantité d'eau désinfectante n'avait pas été appréciée, et, pendant l'opération, il a été mélangé une certaine quantité de matière désinfectée avec celle qui ne l'était pas, tellement que nous n'avions pas cru devoir regarder cette vidange comme ayant été faite avec assez d'ordre, pour être certain de nos expériences. Toutefois, la désinfection de l'une de ces fosses a été parfaite; aucune odeur ne s'est fait sentir, bien que les matières fussent, à notre arrivée, d'une fétidité extrême. Ce qui a contribué à mettre du désordre dans l'opération, c'est que ne connaissant pas la propriété de la matière désinfectante et ne pouvant, conséquemment, avoir toute confiance, nous avons dû opérer pendant la nuit, dans une très petite cour. Les fosses étaient d'un accès difficile et exposées, pendant tout le temps de la vidange, à une pluie battante qui a durée toute la nuit; c'est le 3 mai 1845 que cette première opération a été faite; et, comme elle ne nous a éclairé que sur l'efficacité du moyen de désinfection appliqué, nous avons dû recommencer notre expérience quelques jours après.

Nous nous sommes de nouveau réuni, le 7 mai, et sachant qu'on pouvait compter sur le procédé de désinfection, nous avons opéré en plein jour, en commençant à midi, avec l'autorisation de M. le maire de la ville. La fosse est située sur la place Hoche, quartier populeux, dans une maison tenant à celle qui est habitée par le maire, et dans une cour, sur laquelle donnent les croisées de la cuisine d'un restaurateur. Celui-ci fut effrayé de voir cette opération sans avoir été prévenu et sans avoir eu le temps de garantir tous les objets susceptibles d'être atteints, comme ils le sont en procédant sans désinfection, lorsqu'on ne prend pas de précautions. Les tonnes de vidange, rangées sur la place, en attendant qu'elles fussent remplies, avaient attiré un certain nombre de curieux et de méfiants.

Disons de suite, pour ce qui a rapport à la désinfection, qu'elle a été reconnue complète ; aucune odeur désagréable ne s'est fait sentir et n'a motivé de plaintes ; les voisins, assez mécontents au commencement, doutant du résultat que leur avaient assuré MM. Raphanel et Ledoyen, ont été étonnés, de même que l'a été le restaurateur, qui n'a été nullement inquiété. Les tonnes et les tinettes ont traversé la ville sans que personne ait eu à s'en plaindre ; des pièces d'argenterie ont été promenées sur les matières, et des pièces de 5 francs ont été placées près des matières, sans qu'on se soit aperçu que ces divers objets aient été ternis.

Cette fosse contenait 7 mètres cubes, représentant 7,000 litres de matières.

On a employé pour la désinfection des matières, avant et pendant la vidange, 205 litres de l'eau désinfectante de MM. Raphanel et Ledoyen, donnant au pèse-sel 14 degrés 1/2, dont partie a été composée en notre présence.

La désinfection a commencé à midi, et à 2 heures les ouvriers ont procédé à la vidange de la fosse.

Une certaine quantité de ces matières désinfectées ont été conduites à la ferme Satory, c'est-à-dire une tonne contenant en eau vanne ou matière liquide $1^{m},80$ cubes, et une autre tonne en matières solides contenant 2 mètres cubes.

Dans le champ où les matières devaient être répandues, on avait pratiqué un bassin relevé circulairement de sable siliceux, pour recevoir les matières provenant des deux tonnes, qui ont été réunies, ce qui formait $5^{m},80$ cubes de matières, qui ont été, pour la facilité de l'emploi, mélangées avec le sable en assez grande quantité. Un demi-hectare de terrain a été disposé pour recevoir cet engrais, qui a été répandu à la volée quelques jours après. Il a été ensuite semé dans le terrain, en parties égales : 1° de la vesce ; 2° de l'orge ; 3° des betteraves ; 4° des carottes.

Pour avoir un point de comparaison, nous avons obtenu de M. Decret, entrepreneur des vidanges de la ville, qu'il conduisît à la ferme de Satory la même quantité de $5^{m},80$ cubes de matières non désinfectées, qui fut répandue de la même manière, dans la même pièce, sur un demi-hectare faisant suite au demi-hectare consacré à la première expérience ; le second terrain fut semé, comme le premier, avec des graines de même espèce que celles que nous avions indiquées ; partout le terrain était argileux, faiblement siliceux, nous paraissant, à la simple vue, contenir fort peu de calcaire. La pièce de terre était en situation élevée en plateau-plaine, peu abritée, si ce n'est au nord, par une masse boisée en plantation soutière; mais le point de la pièce, où se sont faites les expériences, se trouvait assez distant de cet endroit.

Les résultats ont été très satisfaisants; nous avons remarqué, avec M. Victor Pigeon, qui a mis beaucoup d'empressement à suivre les expériences, que la végétation a été très belle, sans différence aucune dans les deux parties; les plantes avaient, des deux côtés, cette teinte d'un vert sombre qui indique une végétation vigoureuse; seulement la maturité n'a pu être parfaite, parce que les ensemencements avaient été faits trop tard et que les plantes étaient surexcitées dans leur développement.

Voulant suivre de plus près ces expériences et nous rendre compte, jour par jour, pour ainsi dire, de leur résultat, nous avons procédé sur une petite surface, dans un terrain dépendant de l'Ecole normale de Versailles, sur 8 ares de terrain silico-argilo-calcaire, exposé au sud, que nous avons divisé en trois parties égales. Dans la première partie, nous avons fumé avec les matières désinfectées, les mêmes qui ont été employées à Satory; dans la deuxième, nous avons fumé avec des matières non désinfectées, en employant la même quantité que celle d'engrais désinfecté; dans la troisième, nous n'avons rien mis, c'est-à-dire que nous l'avons semé tel qu'il se comportait. Nous avons employé 86 millimètres cubes de matières pour chacune des parties fumées.

Nous avons semé, dans chacune de ces parties, des grains, en parties égales, de blé de mars, d'orge distique, d'avoine de Brie, de maïs quarantain, de pois ordinaires, de féverolles, de navets, de carottes, et enfin nous avons planté des pommes de terre.

Nous avons remarqué que la germination s'est faite on ne peut plus rapidement dans les deux parties fumées avec les engrais désinfectés et sans désinfection; les pommes de terre ont bourgeonné si promptement que les yeux sortaient de terre quelques jours après la plantation; au contraire, dans le terrain non fumé, la germination s'est fait attendre plus longtemps, et déjà la terre des deux premières parties était couverte de verdure, quand celle-ci était encore, pour ainsi dire, totalement nue; nous n'avons remarqué aucune différence dans le terrain de cette première phase, entre les plantes de la première et de la deuxième partie, sur engrais désinfecté et non désinfecté.

La végétation s'est ensuite développée avec une vigueur extraordinaire dans les deux premières parties, et elle s'est soutenue ainsi jusqu'à la fin; tandis que dans la troisième partie, sur le terrain sans engrais, elle a continué à marcher très simplement, laissant apercevoir une différence assez grande, tandis qu'il n'y en avait aucune entre les deux premières.

Nous avons semé le 12 mai 1845 ; et, le 1er août, toutes les plantes avaient acquis un remarquable développement dans les deux premières parties; tandis que, dans la troisième, le développement se trouvait très retardé et comparativement assez maigre.

Nous avons fait la récolte du blé et de l'orge en septembre; les produits ont été abondants et beaux dans les deux parties sur engrais désinfecté et non désinfecté; tandis que, dans le terrain sans engrais, nous avions comparativement un blé plus maigre et bien plus retardé; l'orge était très belle, presqu'aussi belle que dans les autres parties, mais très en retard.

Nous avons commencé la récolte à la fin de septembre, et nous l'avons continué successivement selon la maturité; elle a été terminée le 16 octobre. Voici nos résultats :

Le blé de mars. — Dans le terrain fumé avec l'engrais désinfecté et dans celui non désinfecté : Germination prompte, beau tellement, parfaite élongation, chacune d'un mètre, très feuillée, végétation forte et vigoureuse, feuilles d'un vert intense, beaux épis, beaux grains; pas de différence sensible sur la végétation et la production entre ces deux parties. On remarquait, au contraire, une très grande différence dans la partie de terrain qui n'avait pas reçu d'engrais. Le développement a été de beaucoup inférieur, et ses produits, très retardés, étaient inférieurs en qualité et en quantité.

L'orge distique. — Même observation que celle précédemment indiquée, pour les deux parties fumées, en ajoutant que les chaumes ont acquis la hauteur de 70 à 90 centimètres; les épis longs, chargés de beaux grains; maturité hâtive. Dans le terrain qui n'a pas été fumé, la végétation a été belle, la récolte bonne, mais plus tardive, et, en général, on reconnaissait qu'il y avait un peu de différence, bien qu'elle fût moins sensible que pour le blé.

L'avoine noire de Brie. — Admirable résultat dans les deux parties de terrain fumé, sans différence aucune sur les garnitures de ces deux parties; végétation forte et vigoureuse, beau tellement, chaume abondant, feuillée à larges feuilles, d'un vert intense, haut de 1m,60, panicules fortes et bien garnies de beaux grains, récolte abondante. La végétation a été très rapide sur les deux parties fumées, sans aucune différence appréciable. Sur le terrain non fumé, les résultats ont été satisfaisants, et la différence entre la garniture de cette partie et celle des parties fumées n'était pas aussi tranchée, surtout pendant la première phase, qu'elle l'était dans les garnitures précédemment signalées; seulement la maturité a été un peu plus retardée.

Le maïs. — Cette plante, dans les deux terrains fumés, a montré une luxuriance de végétation remarquable, sans aucune différence dans les deux engrais. La germination a été très prompte, le tellement abondant; le développement a été si rapide que ces maïs ont surpassé, en quelques jours, d'autres maïs semés en carré douze jours avant; tige de $1^m,80$, très fortes feuillées, et les feuilles larges, d'un vert intense, beaux épis. Les résultats ont été moindres, peut-être, dans la partie du terrain qui avait reçu l'engrais non désinfecté; dans le terrain non fumé, la végétation a été plus tardive, les tiges moins fortes, les feuilles larges et moins abondantes, les épis plus petits et ayant assez mal mûris.

Les pois. — Luxuriance de végétation dans les deux parties fumées; tige de $0^m,70$ à $1^m,20$; beaucoup de feuilles, d'un vert intense; peu de fleurs et de fruits, à cause de la richesse de la végétation; fourrage abondant. La différence dans les résultats entre ces deux parties et celle du terrain non fumé était immense: les tiges n'étaient que de 50 centim.; le produit en grains a été relativement plus abondant.

Les féverolles. — Dans le terrain avec engrais désinfecté, médiocre résultat; dans le terrain avec engrais non désinfecté, très beau résultat. La différence était grande sur le terrain sans engrais; les résultats étaient de beaucoup moindres.

Les navets. — Richesse de végétation extraordinaire dans les deux premières parties; production activée; feuilles abondantes, longues et larges; appareil souterrain très développé. Nous avons récolté des navets très gros, extrêmement tendres et savoureux; pas de différence entre les produits de chacune de ces deux parties fumées. Dans le terrain sans engrais, les résultats ont été très beaux, mais moindres cependant que dans les deux autres parties.

Les carottes ont médiocrement réussi dans le terrain avec engrais désinfecté; elles n'étaient pas belles. Elles ont offert de meilleurs résultats dans le terrain qui avait reçu de l'engrais non désinfecté. Dans le terrain non fumé, elles se sont comportées comme dans la partie précédente.

Les pommes de terre ont poussé rapidement dans les deux parties fumées; les tiges nombreuses étaient longues, fortes et très feuillées; les tubercules étaient abondants et très beaux. Il n'y avait aucune différence entre les garnitures de ces deux parties. Dans le terrain non fumé, les résultats ont été moindres. Un fait très remarquable, c'est que dans la partie de terrain non fumée, il s'est trouvé une quantité de tubercules malades de la maladie dont on s'est tant inquiété en 1845, et dont on s'occupe encore aujourd'hui; tandis que dans les deux parties fumées, pas un tubercule ne s'est trouvé atteint. C'était la même variété de pommes de terre qui avait été plantée dans ces trois parties; du reste, les pommes de terre de diverses variétés, plantées dans le voisinage du terrain où ces expériences ont été faites, n'ont pas été moins épargnées de la maladie que partout ailleurs. Nous ne faisons que signaler ce fait, sans en rien induire.

Telles sont les expériences faites pour apprécier l'influence des matières employées comme engrais, et qui nous permettent de reconnaître :

1° Que les matières fécales ont une action très marquée sur la végétation.

2° Que les matières désinfectées n'ont pas moins d'action que celles qui ne l'ont pas été.

3° Que la substance employée pour la désinfection par MM. Raphanel et Ledoyen ne nuit en rien à la qualité de l'engrais et conséquemment à la végétation.

Ces expériences nous démontrent que les matières fécales, employées vertes ou dès le moment qu'elles sont extraites de la fosse, ont une très grande action sur la fertilisation des terrains et sur la végétation; qu'elles ont une action immédiate très puissante, qui non seulement agit sur l'organisme, en l'excitant dans le premier moment du développement, mais encore pendant tout le temps du parcours des phases végétatives, jusqu'au moment où les plantes ont acquis leur état caractéristique, prélude d'une production quelconque. Elles nous ont démontré que les plantes, développées sous l'influence de cet engrais, conservaient, pendant tout le temps de leur durée, un remarquable luxe de végétation et acquéraient une constitution très forte. Nous avons également pu reconnaître que le développement, tout surexcité qu'il ait été par l'influence de cet engrais, n'influe en rien d'une manière contraire à la qualité des produits, puisque, nous devons le dire, ces produits nous ont paru plus savoureux et meilleurs, outre qu'ils ont été, en général, plus hâtifs et plus abondants. Ajoutons que cet engrais, loin d'agir momentanément, comme agit la même matière manipulée et desséchée à l'état de poudrette, agit successivement et pendant tout le temps de la végétation, outre qu'elle laisse des traces de sa présence pour l'année suivante, ainsi que nous pouvons l'observer, cette année, sur des céréales qui occupent actuellement ce terrain dans lequel nos expériences ont été faites, l'an dernier.

Nous pouvons donc dire, et d'une manière incontestable, que les matières fécales vertes sont riches et puissantes ; qu'elles peuvent être considérées comme matières de première importance pour la fertilisation des terres et pour l'accroissement de la production. Du reste, nous ne disons rien de nouveau en manifestant notre opinion ; nous ne faisons que constater un fait largement apprécié en Flandre, où les matières fécales liquides, si bien préparées, ont une si grande valeur et sont si justement appréciées. Néanmoins, nous devons dire que, si ces matières ont une grande influence, elles ont aussi l'inconvénient de ne pas être d'une longue durée dans la terre ; leur durée est moindre que celle du fumier de ferme bien préparé, mais elles ont la propriété de faire produire sensiblement plus dans l'année de la fumure.

Nous pouvons aussi assurer qu'il nous paraît, dans tous les cas, préférable d'employer ces matières vertes en couverture, soit à l'état liquide, étendues d'eau et déversées par le moyen de tonnes, soit à l'état de mélange avec le sable. Nous ne condamnons pas l'emploi de bonne poudrette qui, dans certaines circonstances, rend de grands services, dont on connaît les effets immédiats, lorsqu'elle est répandue sur la surface du terrain et sur la garniture pour en accélérer les premiers développements ; mais elle ne sera jamais d'un effet aussi puissant que la matière employée en vert, contenant encore tous ou à peu près tous les sels et les gaz qui se perdent pendant la manipulation en poudrette, telle qu'elle se pratique ordinairement.

Quant à l'action des matières fécales désinfectées, comparée à celle des matières non désinfectées, on s'étonne peut-être qu'elles ne nous ait présenté aucune différence, en pensant à l'influence de l'eau désinfectante de MM. Raphanel et Ledoyen, sur les matières fécales, et en reconnaissant surtout, avec nous, que la désinfection a été parfaite et qu'elle n'a dû être obtenue qu'à l'aide de combinaison dont les résultats doivent être favorables à la matière comme engrais. L'on s'en étonnera moins, lorsqu'on saura que les matières non désinfectées ont été mises en vases étroitement clos, aussitôt après leur extraction ; puis, transportées sur le terrain pour être de suite mélangées avec du sable, et enfin employées immédiatement sur le terrain que l'on a semé au même moment. Ces matières n'ont pas eu le temps de perdre les propriétés qu'elles possédaient en faveur de la végétation, perte qui, comme nous l'avons déjà dit, devient d'autant plus sensible qu'on soumet ces matières à une manipulation plus ou moins complexe, quand on la laisse exposée plus ou moins longtemps au contact des agents atmosphériques.

Nous avons cru devoir nous abstenir de traiter la question de chimie physiologique, qui se rattache à l'emploi des substances désinfectées ; cette question demandait quelques développements qui nous auraient entraînés assez loin. Le rapport de votre comité des arts chimiques, qui a à s'occuper de la désinfection, et qui, tout naturellement, sera bien plus technique que nous ne saurions l'être à cet égard, éclairera sur ce point, nous n'en doutons pas.

Cependant, nous croyons devoir rapporter ici ce qu'a fait l'un des assistants à la désinfection, M. Thibierge, membre de la Société d'agriculture de Seine-et-Oise, chimiste distingué. M. Thibierge fit, à notre invitation quelques expériences sur les diverses plantes, sur lesquelles nous avons opéré ; nous ne pûmes lui fournir une suffisante quantité de pieds de chacun de ces végétaux, pour qu'il opérât assez en grand ; nous désirions qu'il procédât sur les espèces que nous avions sous la main, et nous avons négligé, à cause de l'éloignement, de l'inviter à prendre les sujets sur le terrain de la ferme de Satory, où la quantité de pieds, moins variés sans doute, était plus considérable, puis que nous avions opéré sur une plus grande surface. Ce chimiste nous dit, après avoir obtenu les résultats : « Qu'ayant analysé les différentes plantes « qui avaient été cultivées dans le terrain de l'Ecole normale de Ver- « sailles, aucune d'elles ne lui a paru contenir du plomb. Et il ajoute : « Qu'il serait possible, cependant, que les végétaux analysés aient ren- « fermé du plomb, mais qu'en raison de la minime proportion et des « faibles poids de matières employées, ce métal échappe à l'ana- « lyse. » Il regrettait aussi qu'on ne lui eût pas remis les plantes à l'époque de la garniture de la fructification, pensant qu'à ces deux grandes phases de la végétation, il eût été utile d'analyser, « car alors peut être, dit-il, on aurait pu saisir le passage du plomb dans les

« tissus(1). » Voici, dit M. Thibierge, le moyen que j'ai cru devoir « suivre : le végétal, coupé en petite lanière, a été desséché, puis brûlé « par l'acide azotique ; le produit, évaporé à siccité, a été calciné au « rouge sombre, traité par l'eau aiguisée d'acide chlorhydrique. La « liqueur filtrée ne donnait point de précipité avec l'acide sulfurique, « les sulfates, les monosulfates et l'iodure de potassium. »

En résumé, votre comité, en conséquence des expériences culturales faites, reconnaît que la matière désinfectée par le procédé de MM. Raphanel et Ledoyen jouit des mêmes propriétés que celles des matières fécales non désinfectées, employées en vert, qui seraient alors d'un emploi difficile et désagréable et quelquefois impossible dans certaines circonstances, surtout à cause des émanations infectes qu'elles produisent. Sous ce dernier rapport, la matière désinfectée offrirait un réel avantage, qui nous paraîtrait devoir s'accroître, si l'on tenait les fosses d'aisances dans un état constant de désinfection ; alors la matière n'éprouverait aucune perte, ce serait surtout fort utile pendant les chaleurs, où il se fait un dégagement considérable d'ammoniaque. La substance désinfectante, introduite avant la fermentation, entraverait cette fermentation et conserverait à l'engrais la matière azotée si précieuse pour la végétation, outre que cette substance, par les combinaisons qui s'opèrent lorsqu'elle est mise en contact avec les matières fécales, permet d'employer ces matières en conservant toutes leurs propriétés avec une très grande facilité.

« Signé : PHILIPPAR, rapporteur. »

(1) Des expériences ont été faites en Angleterre, en 1847, par M. le docteur Southwood Smith ; ce savant annonce que la totalité de sa maison a pris sa part des produits récoltés sur un terrain fumé avec des matières fécales, désinfectées d'après le procédé de MM. Raphanel et Ledoyen, « et qu'aucun n'a « éprouvé de douleur, de spasme, de diarrhée, de colique, non plus qu'aucun « symptôme du plomb ou d'empoisonnement, etc. »

Et pour compléter, dès à présent, tous les renseignements relatifs aux propriétés, comme engrais, des matières fécales ainsi désinfectées, nous reproduisons un extrait d'une lettre de M. Southwood Smith, ainsi que celle de M. Lannon, régisseur des propriétés de M. V.-M. Sommervllle, ministre secrétaire d'État d'Angleterre.

Ces deux lettres relatent des expériences de fumure avec l'engrais désinfecté, qui confirment celles déjà faites, en 1845, par M. Philippar.

R. DE L.

Expériences de culture et de fumure, avec la matière fécale désinfectée, faites en Angleterre, pendant l'année 1847, par M. le docteur Southwood Smith.

Extrait de sa lettre adressée au colonel Calvert, le 28 juin 1847.

Les vidanges de la fosse d'aisances que nous désinfectâmes à Highgate, et dont nous avons parlé dans notre Rapport (1), avaient été vidées par mon ordre dans une fosse, creusée à cet effet, tout près de mon jardin. Elles y restèrent plusieurs mois, sans répandre aucune odeur désagréable. Afin d'éprouver l'effet de ces matières sur les végétations, je les ai appliquées comme engrais à différentes sortes de plantes, telles que pommes de terre, petits pois, panais, carottes, choux-fleurs, laitues, fraises, choux écossais, choux de Bruxelles, et à une espèce de betteraves (dite mangel-wurzel).

Dans l'une des expériences sur les pommes de terre, la moitié d'une couche a été fumée avec la matière fécale désinfectée, et l'autre moitié n'a reçu aucun engrais. Tout le carré a été planté des mêmes pommes de terre, et le même jour. Sur le demi-carré fumé, la végétation est belle et vigoureuse, et sur l'autre demi-carré elle est chétive.

Dans une autre expérience, un carré a été fumé avec des vidanges désinfectées, et un autre avec du sel; la végétation des pommes de terre est plus forte et plus belle sur le terrain fumé avec les vidanges que sur celui fumé avec le sel.

Toutes pommes de terre ainsi fumées sont encore parfaitement saines; j'en ai fait examiner aujourd'hui des spécimens par M. Alfred Smée, qui déclare qu'elles sont, à présent, parfaitement saines.

A l'égard des petits pois, quatre rangées ont été semées dans le même carré, le même jour, avec la même graine; deux rangées ont été fumées, et les deux autres n'ont point été fumées. Les premières rangées sont plus fortes, plus drues, et promettent (car elles sont de tardives récoltes) d'être plus productives que les dernières. Il ne peut guère y avoir de plus beaux spécimens de carottes, de panais, de choux-fleurs, de laitues, de choux écossais, de choux de Bruxelles, eu égard à la nature du terrain. Les fraises sont vigoureuses, saines et abondantes; mais, étant tardives, nous n'avons pas eu encore l'occasion de juger de leur qualité. Une partie de la planche de betteraves, dite mangel-wurzel, était fumée, et l'autre partie ne l'était pas; la végétation sur cette dernière est mauvaise; mais sur la partie fumée il y a

(1) Voir le Rapport, page 37.

plusieurs spécimens de très belles plantes, et l'on peut dire, d'un coup d'œil, quelle partie a été fumée et quelle autre partie n'a pas été fumée, d'après la dimension et la longueur des plantes, beaucoup plus grandes dans la première planche que dans la dernière.

D'après toutes ces expériences, mon jardinier, bien meilleur juge que moi en ces matières, pense que l'application de l'engrais a donné des résultats heureux dans tous les cas.

Je puis ajouter que la totalité de ma maison a pris sa part des produits, à mesure qu'ils sont mûrs; et qu'aucun de nous n'a éprouvé de douleur, de spasme, de diarrhée, de colique, non plus qu'aucun symptôme du plomb ou d'empoisonnement, de quelque nature que ce fût, et que nul de nous n'appréhende de prendre sa part des fruits à venir, dans la crainte de tels effets.

« Signé : Southwood Smith. »

Autres expériences

Faites par M. Lannon, régisseur des propriétés de M. W.-M. Somerville, ministre secrétaire d'État d'Angleterre, et décrites dans sa lettre au colonel Calvert.

Somerville, près Drogheda (Irlande), 15 juillet 1847.

Monsieur,

Il y a déjà longtemps que j'avais l'intention de vous écrire, comme je vous avais promis de le faire, mais je pense que vous ne regarderez pas que j'aie manqué à ma promesse, quand je vous dirai que, si j'ai tardé si longtemps, c'était afin d'avoir quelque chose d'utile à vous communiquer sur les résultats des expériences, entreprises avec votre liquide désinfectant.

J'avais semé, sur une pièce de terre préparée, un plan de lin, le 10 du mois de mai. Dans le commencement, le lin vint très bien partout, mais une partie de la terre avait été plantée de choux, l'année précédente ; et, dans cette partie, le lin commença bientôt à devenir malade et à jaunir. Sa croissance, par rapport à l'autre, se ralentit tellement que celui qui avait été vigoureux et en bonne santé le dépassa bientôt de dix pouces environ (1) ; un grand nombre de personnes me conseillèrent de l'arracher (je n'en fis rien), mais j'appliquai dessus des matières fécales désinfectées.

Je délayai avec de l'eau ordinaire ces matières, sur lesquelles M. Ledoyen avait opéré la désinfection, de telle sorte qu'elles pussent passer par les trous d'un arrosoir ; j'en répandis sur la surface de

(1) Le pouce anglais égale 0 mètre 0254.

cette portion de terrain, et, en quarante-huit heures, la preuve de ses qualités supérieures, comme engrais, fut si fortement manifeste, que plusieurs des voisins, qui visitèrent le plan de lin, furent étonnés de cette amélioration immédiate; et je dois vous dire, qu'en dix jours, il avait rattrapé celui qui était si avancé; qu'il a tenu son rang depuis, et que, maintenant, sa hauteur est de trois pieds huit pouces. J'ai eu la visite d'un membre de la Société d'encouragement de Belfast, pour la culture du lin, qui vint pour l'examiner avec le reste; et je vous dirai, avec plaisir, que sa surprise et sa satisfaction furent extrêmes, quand je lui dis tout ce qui s'était passé. Plusieurs personnes constatèrent, sur le terrain, la même chose.

J'avais appliqué le même procédé à certaines parties d'autres plans, et, sur les derniers aussi, les résultats avantageux ont été et sont encore parfaitement évidents.

J'avais réuni un assez grand nombre de pommes de terre de chaque espèce, bonnes et mauvaises, que j'ai plantées, dans vingt perches de terrain (1), le 17 du mois de juin; comme expérience seulement et (comme vous aviez désiré qu'on l'essayât), je dois avouer que je ne pensais pas qu'elles en valussent la peine; en un mot, je pensais qu'elles ne valaient rien du tout, étant plantées, contre l'usage, dans une saison arriérée.

Quoiqu'il n'y ait pas encore un mois, depuis qu'elles sont plantées, les tubercules, qui étaient gros, ont déjà produit des tiges qui s'élèvent à plus de dix pouces au-dessus du sol; les autres, quoique plus petits, paraissent également *luxuriants*, et je ne doute pas qu'ils atteignent les pommes de terre plantées, selon la coutume, à la fin d'avril. J'ai aussi appliqué, à l'état liquide, les matières désinfectées pour fumer mes carottes, panais et betteraves, et je n'exagère point, mais je ne fais que constater un fait, qu'il n'y en a pas de semblables, même qui en approchent, dans tout le comté de Meath.

L'inspecteur dit qu'il n'en a pas vu de semblables dans aucune campagne; en Irlande, les légumes ci-dessus avaient été semés dans la dernière semaine d'avril.

J'ai appliqué un peu de matières désinfectées au gazon; l'amélioration a été évidente.

« Signé : Jos. Lannon. »

(1) La perche carrée égale 25 mètres 291.

RAPPORT FAIT A LORD MORPETH,

Premier commissaire pour les bois et forêts de S. M. la reine d'Angleterre, sur le fluide désinfectant de MM. Raphanel et Ledoyen (1), par M. le docteur Southwood Smith et MM. D.-R. Grainger et Joseph Toynbee, écuyers. — (*Traduit de l'anglais.*)

Pour satisfaire aux instructions de votre seigneurie, nous avons soigneusement étudié les propriétés d'un fluide, qui, sous le nom de fluide désinfecteur, a été soumis à l'attention de votre seigneurie, par M. Ledoyen et par l'intermédiaire du colonel Calvert.

Nous avons consigné le résultat de nos observations dans le rapport suivant.

Dans une note que nous résumons, M. Ledoyen expose que ce fluide désinfecte les matières fécales, les salles des hôpitaux, les fosses et cabinets d'aisances, l'intérieur des bâtiments infectés par des gaz impurs; qu'il fait disparaître la corruption contagieuse de certaines maladies et blessures, des cadavres mêmes, au point qu'on puisse les garder près d'un mois dans un état convenable pour la dissection en cas d'enquête judiciaire, etc.

Les résultats des examens, auxquels nous nous sommes livrés, pour vérifier l'exactitude de ces assertions, ont été rangés, pour plus de clarté, dans l'ordre suivant :

1° Effet de ce fluide sur les substances déjà en état de décomposition;

2° Effet de ce fluide sur les substances en voie de décomposition;

3° Effet de ce fluide sur les matières fécales;

4° Effet de ce fluide sur l'air vicié.

1° et 2° *Sur les substances en état de décomposition.*

Nous nous procurâmes diverses substances végétales et animales dans un état de décomposition aussi avancée que possible, auxquelles M. Ledoyen appliqua, en notre présence, une certaine quantité de son fluide. Nous examinâmes soigneusement l'effet qu'il produisit

(1) Le nom seul de M. Ledoyen est cité dans les Rapports et Certificats des savants anglais; mais un brevet d'invention de quinze ans a été délivré, en France, à MM. Raphanel et Ledoyen. R. de L.

chaque jour, et, en toutes circonstances, il détruisait l'odeur putride ; et, après quelques jours, il rendait à la substance, quelle qu'elle fût, son odeur naturelle.

Il rendait l'odeur naturelle au chou ; il enlevait complétement la fétidité du poisson putréfié et lui rendait l'odeur d'un poisson vigoureux ; et aux excréments de sujets malades, dans un état de fétidité très avancée, il donnait l'odeur des excréments récents provenant de sujets dans l'état de santé.

Par exemple, des morceaux de raie blanche, dans un état de putréfaction fort avancée, furent plongés dans une jarre contenant du fluide désinfectant. Ces morceaux, examinés après onze jours, répandaient une odeur forte de poisson salé ; mais il n'y avait pas de fétidité. Ayant retiré d'une autre jarre des morceaux de scombre (espèce de maquereau) qui étaient également en putréfaction, lorsqu'ils furent plongés dans le fluide, nous trouvâmes qu'ils exhalaient une forte odeur, participant tout à la fois de celle de l'huile de poisson et de celle du scombre, mais ils ne présentaient aucune apparence de fétidité (1).

3° *Effet du fluide sur les matières fécales.*

I. Expérience au moyen du liquide mélangé avec les matières fécales.

Le jeudi 18 février, à 9 heures du matin, nous avons fait ouvrir la fosse d'aisances d'une chaumière (2) à Highgate, qui n'avait pas été vidée depuis plus de quatre ans. Avant qu'on eût ouvert la fosse, nous sentîmes, en entrant dans la chaumière, une odeur très pénétrante, et les locataires nous dirent qu'ils avaient été incommodés de cette odeur pendant les deux dernières années. La fosse contenait environ 3,000 livres de matières fécales (3). Nous observâmes que sur toute l'étendue de la surface, le gaz sulfhydrique (hydrogène sulfuré) se dégageait constamment, comme en état d'ébullition, en répandant une puanteur piquante et insupportable. Deux pintes (4) du fluide furent versées,

(1) Nous supprimons volontairement le deuxième chapitre, qui relate les expériences faites sur des sujets humains en voie de décomposition, parce qu'elles appartiennent exclusivement au domaine de la science médicale que nous ne voulons pas et que nous ne devons pas traiter ici.—(*Note de l'éditeur.*)

(2) En anglais *cottage*.

(3) La livre anglaise = 453 gr. 025.

(4) La pinte = 0,577 litre.

au moyen d'une seringue, sur la surface, qui prit immédiatement un aspect différent ; elle devint d'une couleur cendrée sombre ; elle cessa de dégager des bulles de gaz, et l'odeur incommode et piquante avait beaucoup diminué. On mélangea alors une grande quantité de fluide avec la matière, au moyen d'une verge de fer ; on en jeta sur les parois de la fosse et sur des barres de bois qui la traversaient. On employa en tout 54 pintes du fluide, ou environ $\frac{1}{67}$ de la masse. Après ce mélange, nous nous absentâmes pendant deux heures, et à notre retour l'odeur insupportable avait disparu. Un grand seau rempli de matière désinfectée, ainsi que le bois qu'on avait enlevé de la fosse, fut déposé en plein air, près de la fenêtre d'une chaumière mitoyenne. Les vidangeurs commencèrent leur travail et le continuèrent sans éprouver aucun inconvénient, non plus que les nombreux spectateurs qui s'étaient réunis en cet endroit. Les habitants du voisinage ne furent nullement incommodés. Un tombereau portait le contenu de la fosse d'aisances jusqu'à un trou creusé à environ un quart de mille (1) ; aucune odeur ne s'échappait pendant le trajet, et ne fut ressentie par les habitants d'une maison située près du trou, dans lequel les matières furent versées. Néanmoins, cette matière conservait encore une odeur fécale, mais sa propriété volatile était détruite ; il fallait s'en approcher de très près pour sentir quelque chose, encore l'odeur était-elle modifiée ; elle ressemblait à celle des lieux d'aisances dans une campagne, exposés à l'air libre. La puanteur repoussante, provenant d'une fosse d'aisances ouverte dans les circonstances ordinaires, était entièrement enlevée.

Le trou, dans lequel on avait déposé la matière désinfectée, fut visité, chaque jour, par un de nous. Il s'en échappait une légère odeur qui, même depuis, a diminué. Examinée ce jour, le vent étant très fort, plus de cinq semaines après l'opération, on distingua une odeur très légère ; mais on n'en distinguait presque pas il y a quatre jours, le temps étant calme. Une partie de la matière désinfectée avait été répandue sur du gazon, immédiatement après son extraction de la fosse ; quatre jours après, toute odeur avait disparu.

Nous jugeâmes convenable de prendre l'opinion d'autre personnes sur la question de savoir s'il y avait quelque inconvénient à enlever le contenu de la fosse en plein jour, et de la manière que nous avons décrite. En conséquence, nous recueillîmes le témoignage de diverses personnes qui étaient présentes, lorsque la fosse fut vidée, et parmi

(1) Le mille anglais égale 1609 mètres 3149.

lesquelles se trouvent plusieurs habitants du voisinage. Nous appelons particulièrement l'attention de votre seigneurie sur ces témoignages (voir Appendice A, B, C, pages 52 et suivantes).

Nous avons fait, chez M. Dodd, une autre expérience en présence de votre seigneurie. Dans cette occasion, 45 pintes du liquide furent mélangées avec une masse de matières fécales, qui répandaient une odeur insupportable, et dont la quantité ne fut pas positivement déterminée. Le résultat fut exactement le même que celui que nous avons constaté à Highgate.

II. Expériences faites au moyen du liquide simplement versé sur la surface de la matière fécale.

Dans les épreuves précédentes, le fluide avait été mélangé avec la masse de la matière; nous voulûmes connaître l'effet de son application simple sur la surface. Pour cela, nous fîmes enlever le plancher d'un cabinet d'aisances situé dans la rue de New-Charles. L'odeur, comme toujours, était désagréable au dernier point. La fosse contenait environ 2,240 livres de matière. Le 12 mars, on versa 8 pintes du liquide sur toute la surface et sur les murs. L'odeur disparut immédiatement; nous fîmes alors rétablir le plancher pour que rien ne vînt se mêler au résultat de l'épreuve. Le 15 mars, en examinant de nouveau, il n'y avait que peu ou point d'odeur sur la surface; mais, en plongeant un bâton jusqu'au fond de la fosse, le bout supérieur ne sentait presque rien, tandis que le bas était imprégné d'odeur. On versa 8 autres pintes du liquide sur la surface sans remuer la masse, mais seulement en plongeant le bâton en deux ou trois endroits. On employa ensuite en tout 26 pintes du liquide, environ $\frac{1}{86}$ de la masse. Examinée de nouveau le 17 mars, la surface n'avait pas d'odeur. Cependant, en remuant la masse, on sentait la même odeur qu'on a déjà citée, celle de lieux d'aisances de campagne exposés à l'air. On remplit un seau de la matière désinfectée; on l'examina soigneusement en présence de plusieurs hommes, qui tous déclarèrent que l'odeur désagréable était partie. Entre autres, était présent l'inspecteur du district qui fut complétement de cette opinion : « L'odeur, dit-il, était comme « celle d'excréments exposés à l'action de l'atmosphère dans un sen- « tier. »

On lui demanda s'il pensait que des matières ainsi désinfectées pussent être transportées par les rues dans un tombereau, pendant le jour, sans inconvénient. Il répondit affirmativement. Dans cette expérience, comme dans les autres, plusieurs personnes ont fait, ainsi que nous, une observation qui nous paraît mériter une attention spéciale : c'est que l'odeur, restant après l'application du fluide, est beaucoup moins volatile, ou, en d'autres termes, beaucoup plus fixe que celle des excréments ordinaires, au point de ne pouvoir être sentie qu'à une distance très rapprochée. Cette circonstance nous frappa à Highgate, elle est rapportée par plusieurs témoins, et elle a attiré l'attention de l'inspecteur lui-même.

Nous considérons l'expérience faite dans la rue de New-Charles, comme offrant une importance et un intérêt particuliers, en ce qu'elle prouve distinctement que, par le procédé simple et facile de verser une quantité suffisante du liquide dans des lieux d'aisances, deux ou trois jours avant de les vider, ce qui peut se faire par un domestique sans aucun inconvénient, la matière est désinfectée au point de ne plus conserver d'odeur nuisible, de sorte qu'on peut l'enlever ensuite à toute heure du jour.

III. Expériences faites sur les lieux d'aisances d'un usage permanent.
(*In constant use.*)

Nous avons fait plusieurs épreuves sur les lieux d'aisances d'un usage permanent, afin de nous assurer si la simple aspersion du liquide sur la matière pouvait enlever l'odeur. Le résultat a toujours été satisfaisant, car toutes les fois l'odeur disparaissait invariablement et immédiatement par l'aspersion d'une petite quantité du fluide sur la matière. Ce résultat, suivant nous, est fort important ; dans la pratique, on peut le regarder comme un des bienfaits les plus précieux que procurerait l'usage général de ce fluide. Nous sommes convaincus par expérience et par ce que nous ont dit plusieurs personnes à ce sujet, que là où ces lieux existent, il y aurait nécessité à faire disparaître les émanations nuisibles, et qu'un moyen simple et peu coûteux, tel que ce fluide, serait accueilli par quantité de personnes comme un bienfait inestimable.

Dans les cabinets même (*water-closets*), où parfois les gaz s'échappent en assez grande quantité pour être désagréables, et bien plus communément qu'on ne le croit en petite quantité, mais toujours nuisibles, il serait extrêmement avantageux de verser de temps en temps de ce fluide pour décomposer les gaz contagieux qui s'y forment.

IV. Expériences faites sur des matières fécales, conservées pendant douze mois dans un trou creusé dans la terre.

Une grande quantité de matières fécales, exhalant une très forte odeur, fut placée dans un trou creusé dans le jardin de M. Lloyd, à Highgate. Ce monsieur voulait s'en servir comme d'engrais, mais redoutait de l'employer à cause de la mauvaise odeur. Quand on ouvrit le trou, il s'exhala une odeur très forte ; une pièce d'argent plongée dans la matière fut retirée toute noire, indice de la présence de l'hydrogène sulfuré. On répandit le fluide sur une grande quantité de matière qui, examinée le second jour, se trouva tellement dégagée de toute mauvaise odeur que, dans l'opinion de M. Lloyd (fabricant de produits chimiques), on pouvait la déplacer sans en être incommodé. Une pièce d'argent placée dans cette matière désinfectée ne perdit rien de son brillant, preuve de l'absence de l'hydrogène sulfuré.

Ces deux pièces d'argent ont été remises à Votre Seigneurie.

V. Sur la construction des fosses d'aisances.

Tout le temps qu'on tolérera les fosses d'aisances, temps que, dans notre opinion, on devrait limiter à l'intervalle nécessaire pour les remplacer par les cabinets inodores (*water-closets*), il nous paraît de la dernière importance qu'elles soient construites de manière à éviter l'échappement de la matière liquide dans la terre environnante. On nous apprend qu'à Paris, pour obtenir ce point essentiel, un ordre de police enjoint que toutes les fosses d'aisances soient rendues imperméables au moyen du ciment, et qu'en outre, pour assurer l'exécution de ce règlement, on ne permet d'ouvrir aucune fosse d'aisances sans la présence d'un officier de police, chargé d'examiner la condition du ciment et d'ordonner les réparations nécessaires. En Angleterre, non seulement il n'existe aucun règlement pour garantir la construction convenable des fosses, mais il résulte du témoignage de M. Thomas Peake, fort entrepreneur de bâtiments, que la coutume est d'insérer dans les devis une clause, portant que les parois des fosses seront bâties sans mortier, de manière à laisser la matière liquide s'imbiber dans la terre environnante. Le fond de la fosse est formé de la terre même.

Notre attention fut d'abord attirée sur ce sujet par l'observation que nous fit M. Ledoyen, que le contenu des fosses qu'il avait fait vider à Londres était beaucoup plus solide que celui des fosses de Paris. Le résultat nécessaire et recherché dans cette construction défectueuse, est de laisser s'échapper dans la terre la partie liquide des vidanges, c'est-à-dire la plus nuisible à la santé, et en même temps la plus précieuse pour l'agriculture. Il est évident que plus on tarde à vider la fosse, plus il y a d'accumulation et de pression, et par conséquent, plus il s'échappe de liquide. Une preuve frappante de ce fait se présenta, il y a quelques années, à Paris. En ouvrant des fosses d'aisances, construites de cette manière imparfaite, et qui étaient restées fermées pendant plusieurs années, le contenu se trouva si solide qu'il fallut employer la pioche pour l'enlever.

Les commissaires de salubrité publique fournissent des preuves nombreuses de l'effet pernicieux produit sur l'eau des puits par la partie liquide de la matière des fosses d'aisances, infiltrée dans la terre, qui, s'imprégnant de poison, fait naître les fièvres et autres maladies. Nous sommes donc d'avis que, pendant le temps qu'il peut être nécessaire de conserver les fosses d'aisances, c'est-à-dire jusqu'à ce que l'on puisse fournir à chaque habitation une quantité d'eau suffisante, il est de la dernière importance de surveiller la construction de ces fosses de poison, et nous sommes convaincus qu'il n'y aura de construction sans danger qu'autant que les fosses seront complétement imperméables. Pour atteindre ce but, nécessaire à la santé des villes, nous recommandons instamment d'insérer dans l'acte pour l'amélioration des villes une clause défendant, à l'avenir, de construire aucune fosse d'aisances sans ciment, ou de manière à laisser issue à la partie liquide, et plaçant la construction de toute fosse d'aisances sous l'inspection et le contrôle des directeurs et des commissaires de la salubrité.

4° *Effet du fluide sur l'air vicié.*

Afin de vérifier si ce fluide a la propriété de purifier l'air d'une chambre, nous en remplîmes une à dessein de l'odeur la plus dégoûtante. Nous plaçâmes un grand pot de matière fécale dans une petite chambre chaude, dont nous fermâmes ensuite la porte et les fenêtres. En rentrant dans cette chambre, un quart d'heure après, nous pûmes à peine supporter l'odeur fétide qui y était renfermée; nous y laissâmes M. Ledoyen seul, et au bout de cinq minutes, il nous invita à revenir. La chambre était dégagée de son odeur fétide. Il avait agité un grand morceau de linge imbibé de fluide, dont néanmoins il n'avait aspergé ni le plancher ni les murs. Ce simple moyen avait suffi pour dégager de toute mauvaise odeur l'air de la chambre, à peine respirable quelques minutes auparavant.

Nous eûmes l'occasion d'essayer ce fluide dans une chambre de malade. On en versa une petite quantité dans une chaise percée, avant que le malade ne s'en servît. Quand on découvrit et qu'on vida le pot, il ne se dégagea qu'une très légère odeur, tandis qu'auparavant, alors qu'on n'avait pas employé ce liquide, l'odeur était extrêmement forte. Dans cette circonstance, ainsi qu'à Highgate, le fluide avait empêché la diffusion des émanations en fixant la matière volatile.

Nous avons fait plusieurs expériences de ce fluide dans les salles d'hôpitaux, en voici quelques-unes :

1° Une petite quantité du fluide fut répandue dans trois vases, contenant chacun les évacuations des malades; ces évacuations ayant, comme il arrive souvent chez les fiévreux, une odeur très forte et dangereuse, la fétidité fut à l'instant diminué à un degré remarquable.

2° On mit une petite quantité de fluide dans plusieurs vases vides; chaque fois qu'on vida ces vases, après que les malades s'en furent servis, on trouva que la fétidité était de beaucoup diminuée.

3° Les vases de toute une salle ayant été préparés de la même manière, furent vidés en même temps pendant plusieurs nuits successives. L'effet le plus remarquable se produisit. La salle resta presque sans odeur pendant tout le temps, bien qu'on eût transporté les vases à découvert.

Il ne peut y avoir en faveur de l'efficacité de ce fluide dans ces circonstances de meilleur témoignage que l'ardeur des infirmiers, à s'en procurer et à s'en servir, malgré les quelques embarras additionnels que son emploi leur occasionne.

4° Un vase préparé comme au n° **2**, et contenant une quantité de matière fécale très puante, fut gardé couvert pendant une semaine. Quand on l'examina il n'y avait ni âcreté ni puanteur, à peine même une odeur quelconque; mais en approchant le nez on sentait une légère odeur de poisson.

Dans les cas de fièvres malignes, surtout lorsqu'ils sont nombreux et que les hôpitaux sont encombrés, les infirmiers sont atteints invariablement, et il ne manque jamais d'en périr quelques-uns. Ils trouveront, suivant nous, une grande protection dans ce fluide qui, en conservant la fraîcheur et la pureté de l'air, garantira également les médecins ainsi que les personnes qui viennent visiter les malades, en même temps qu'il devra opérer favorablement sur le cours général de la fièvre elle-même.

Il y a une autre application importante de ce fluide dans les fièvres et les autres maladies où les excrétions du corps deviennent viciées. Quand la fièvre règne plusieurs mois dans un hôpital, il est rare que les blanchisseuses de l'établissement n'en soient pas atteintes. Dans les mauvaises fièvres les évacuations passent involontairement dans le lit, et toutes les excrétions du corps dont les draps sont saturés sont beaucoup plus nuisibles que dans l'état de santé. Les émanations qui s'exhalent de ces draps, au lavage ne manquent pas de donner la fièvre tôt ou tard aux personnes qui les aspirent. En trempant les draps et le linge de corps dans ce fluide, il est probable qu'on sauverait la vie à bien des gens, et que, bien plus souvent encore, on garantirait la constitution contre des attaques dont elle ne se rétablit jamais entièrement, quand elles ne causent pas la mort immédiatement. Il est évident que cela s'applique également aux autres maladies qui vicient les sécrétions et les excrétions.

Nous regrettons de n'avoir pas eu les moyens de vérifier l'efficacité attribuée à ce fluide pour enlever la fétidité des matières et blessures extérieures ; mais nous n'avons pu nous procurer un nombre suffisant de sujets pour en faire des épreuves convenables.

A propos du pouvoir de ce fluide pour rendre à l'air vicié sa pureté, il importe de signaler la pratique ordinaire de brûler des pastilles et autres matières pour écarter la mauvaise odeur. Cette pratique n'a pour effet que de masquer une odeur désagréable par une autre plus agréable, la cause subsiste toujours, seulement nos sens ne la saisissent plus ; tandis qu'au contraire la fétidité d'une chambre est enlevée par le fluide désinfecteur ; le gaz qui produit cette fétidité est décomposé, et, en conséquence, l'air d'une chambre est purifié par l'expulsion de la cause même qui le viciait.

Action du fluide.

Le gaz d'où provient principalement l'odeur des substances putréfiées est l'hydrogène sulfuré. Ce gaz se dégage pendant la putréfaction des matières végétales et animales, mais plus copieusement par la décomposition des dernières. C'est surtout ce gaz qui donne aux matières fécales leur puanteur particulière. L'odeur forte et piquante qu'on éprouve constamment, quand une masse de matière fécale est accumulée est due au dégagement de l'ammoniaque.

L'hydrogène sulfuré est un des gaz les plus dangereux. Il n'en faut que deux ou trois pouces cubes injectés dans une veine, dans la poitrine ou dans la peau d'un animal pour causer sa mort soudaine. Un lapin, renfermé dans un sac, qui contenait de ce gaz mourut au bout de dix minutes, bien qu'on lui eût laissé la tête libre pour respirer. Neuf pintes injectées dans les intestins d'un cheval le tuèrent dans une minute.

Largement mélangé d'air atmosphérique, il conserve sa propriété vénéneuse à un très grand degré.

On cite de nombreux exemples où l'aspiration des émanations des fosses d'aisances a causé la mort aussi soudainement que la foudre. Plusieurs cas remarquables de cette espèce se sont présentés en France où on laisse le contenu des fosses s'accumuler pendant longtemps, et où on les construit de manière à empêcher l'échappement du liquide et des matières gazeuses. Il y a quelque temps, ce poison causa la mort de quatre hommes occcupés à nettoyer une fosse près de Brompton, et plus récemment encore un accident semblable se renouvela à Clapham. Un gaz, qui dans l'état de concentration peut produire la mort instantanée, doit, lors même qu'il est largement mélangé d'air, pouvoir produire des maladies. L'expérience nous le confirme, d'ailleurs. Il trahit sa présence dans les habitations par son odeur ; nous voyons son influence dans le poison lent, qui vicie le sang des habitants ; nous suivons ses conséquences éloignées dans les fièvres et le choléra, et nous apprenons ses résultats définitifs dans les annuaires de mortalité. Il y a peu de gens qui sachent bien ce que c'est qu'une fosse d'aisances, qui aient vu le gaz empoisonné qui s'échappe comme en ébullition de toute la surface de la matière ; et bien peu de gens pourraient le tolérer pendant une seule heure, après avoir vu une fois ce qu'ils doivent respirer nuit et jour.

Le fluide désinfecteur de M. Ledoyen est composé d'une solution de nitrate de plomb ; cette préparation a pour effet de décomposer l'hydrogène sulfuré, et de là son efficacité immédiate et entière pour enlever toute odeur dépendant de ce gaz, sous quelque forme qu'il se dégage.

Lorsqu'on l'applique aux matières fécales, l'acide du sel de plomb se combine avec l'ammoniaque, et forme le nitrate d'ammoniaque, sel fixe mais soluble, tandis que le soufre contenu dans l'hydrogène sulfuré, après certains changements qu'il n'est pas nécessaire de détailler ici, se combine en dernier lieu avec le plomb, sous la forme de sulfate de plomb qui est insoluble.

Quand l'ammoniaque est fixé dans la matière fécale, l'odeur forte et piquante disparaît aussitôt. Une substance (l'hydrogène sulfuré), poison pour la vie des végétaux et des animaux, fait place à une nouvelle substance (nitrate d'ammoniaque) essentiellement nutritive pour les plantes. On sait que la pluie qui tombe après un orage donne une nouvelle force à la végétation, et que chaque goutte contient une petite quantité d'ammoniaque. Le procédé de désinfection, dont nous nous occupons, en même temps qu'il enlève à la matière fécale ses qualités nuisibles aux animaux, y ajoute en plus grande quantité, mais toujours dans une proportion convenable, précisément la même substance que la nature emploie pour rafraîchir les plantes et leur donner une nouvelle force. Nous n'avons pas eu occasion de déterminer positivement par expérience si le plomb, qui reste dans ces circonstances, est nuisible à la végétation ou aux animaux, qui peuvent se nourrir de ces plantes ; mais il est certain que cette matière ne peut dans ce procédé exister que sous la forme d'un sel très insoluble.

Nous devons ajouter, en terminant, que nous avons remis à M. le docteur Leeson, professeur de chimie et de médecine légale, à l'hôpital de Saint-Thomas, dont nous avons la plus haute opinion de la science en chimie et de son habileté pratique, avec le consentement de M. Ledoyen, une certaine quantité de son fluide désinfectant, afin de le soumettre à l'analyse chimique. Nous reproduisons les passages suivants, extraits du mémoire rédigé par ce savant à l'effet de nous éclairer sur la composition et les propriétés de ce fluide.

« La décomposition des substances animales et végétales donne « naissance, comme on le sait, à des miasmes septiques ou infects. « Les miasmes, qui sont produits par les matières végétales en état « de décomposition, engendrent la maladie et les fièvres d'un type « rémittent (remittent type), tandis que ceux qui proviennent de « la putréfaction des matières animales, se distinguent par un carac- « tère typhoïde.

« On croit que ces miasmes, quelque dangereux qu'ils soient, ne « peuvent être distingués par leur odeur ; qu'ils sont composés proba- « blement de particules végétales et animales, très déliées et assez « subtiles pour échapper aux investigations de la science et aux ob- « servations à l'aide des instruments qui ont été employés jusqu'à ce « jour.

« Les gaz les plus dangereux sont : 1° L'hydrogène sulfuré, appelé « aussi acide hydro-sulfurique (1) formé par la combinaison de l'hy- « drogène avec le soufre ; 2° l'hydrogène phosphoré.

« L'ammoniaque, qui est le produit de la combinaison de l'hydro-

(1) Ou mieux acide sulfhydrique, suivant la nouvelle nomenclature chimique. R. de L.

« gène avec l'azote, quoique odorant, peut à peine s'appeler un com-« posé nuisible ; mais, comme il est combiné ordinairement avec l'hy-« drogène sulfuré, il fournit alors un gaz, qui est très dangereux.

« La combinaison du carbone avec l'azote (1) forme le cyanogène ; « celle du cyanogène (2) avec le soufre, produit du sulfure de cyano-« gène ; et celle du carbone avec l'hydrogène forme du carbure « d'hydrogène (hydrogène carboné).

« Ces trois composés peuvent être rangés parmi les gaz les moins « dangereux, quoiqu'ils donnent naissance à des vapeurs volatiles et « putrides, qui se combinent pour compléter un mélange (3) d'odeurs « désagréables.

« Les combinaisons du carbone avec l'oxigène produisent l'oxyde « de carbone et l'acide carbonique qui, quoique fatals à l'existence « animale, lorsqu'ils sont respirés en trop grande quantité, peuvent à « peine être considérés comme des composés nuisibles (4).

« Pour nous résumer, nous croyons devoir diviser et distinguer, « ainsi qu'il suit, les éléments qui composent les vapeurs ou gaz, pro-« duits par les matières végétales et animales en état de putréfaction.

« *Gaz inodores et nuisibles à la santé.* Miasmes rémittents, « miasmes thyphoïdes (5), oxyde de carbone, acide carbonique.

« *Gaz odorants et légers nuisibles à la santé.* Ammoniaque, « hydrogène carboné, cyanogène, sulfo-cyanogène (sulfure de « cyanogène).

« *Gaz très nuisibles et dangereux.* Hydrogène sulfuré, hydro-« gène phosphoré, hydro-sulfate d'ammoniaque.

« Deux méthodes se présentent naturellement à l'esprit du chimiste, « à l'aide desquelles il peut détruire ou corriger l'influence de ces gaz « dangereux et nuisibles.

« Premièrement, il peut altérer ou décomposer leurs éléments con-« stituants, et former avec eux des composés nouveaux, qui ne soient « ni dangereux, ni fétides, ni nuisibles à la santé.

(1) Appelé nitrogène, suivant la nomenclature du savant Berzélius.

(2) Lorsqu'il est déjà combiné avec les métaux.

(3) M. Leeson emploie le mot *farrago*, que nous traduisons par celui de mélange.

(4) Lorsqu'ils sont respirés en petite quantité, bien entendu.

(5) Nous rappelons que M. Leeson appelle miasmes, les gaz aériformes, non encore connus, qui occasionnent et entretiennent, selon l'opinion des médecins anglais, les fièvres intermittentes et typhoïdes. R. de L.

« Secondement, il peut fixer quelques-uns de leurs éléments, de « manière que ceux-ci ne soient plus volatiles, et, par conséquent, ni « odorants, ni nuisibles.

« *Première méthode*. Le chlore est le principal réactif dont on ait « fait usage, jusqu'à ce jour, pour détruire les miasmes provenant « de la putréfaction des matières végétales et animales, et pour dé- « composer les gaz nuisibles, formés par les combinaisons de l'hydro- « gène avec le soufre, le phosphore, etc. L'efficacité de ce composé « dépend de son affinité extrême pour l'hydrogène, avec lequel il « forme de l'acide hydro-chlorique, appelé plus communément acide « muriatique. Malheureusement, le chlore lui-même est un composé « irritant, corrosif et nuisible à la santé ; c'est là le motif qui explique « pourquoi on n'a pas fait un usage plus fréquent de ce produit, « quoiqu'on sache que la combinaison du chlore avec la chaux donne « un composé à bon marché, applicable comme agent désinfectant, et « qui pourrait être employé avantageusement.

« *Seconde méthode par fixation*. Cette méthode est applicable « particulièrement à l'hydrogène sulfuré qui peut être décomposé, « comme on le sait, par un grand nombre de sels métalliques. Ces sels « sont formés avec un acide combiné avec l'oxyde d'un métal. Quand « on fait passer un courant de gaz hydrogène sulfuré à travers une « solution de l'un de ces sels, ou quand on met ce gaz en contact « avec cette solution, son soufre se combine alors avec le métal et « forme un sulfure métallique insoluble et inodore.

« Son hydrogène se combine avec l'oxygène de l'oxyde métallique « pour former de l'eau, et l'acide du sel métallique est mis en liberté « (*is sed free*).

« En ce qui concerne le procédé particulier de M. Ledoyen, les « expériences, dirigées par lui à l'hôpital de M. Thomas, conduisent « à cette conclusion, que son procédé est fondé sur la seconde mé- « thode énoncée plus haut, c'est-à-dire sur celle de la fixation de « l'hydrogène sulfuré par un sel métallique ; que le sel métallique « employé par lui est le nitrate de plomb.

« Cette opinion a été vérifiée fréquemment par M. Ledoyen lui- « même, qui non seulement a admis très franchement que la compo- « sition de son fluide était telle qu'on l'a exposée ci-dessus, mais « encore qui en a donné une bouteille à M. le docteur Leeson pour « l'analyser et l'expérimenter.

« Quant à son efficacité comme moyen désinfectant, le résultat

« général des expériences est que son emploi fait disparaître les « odeurs nuisibles, dues à la fermentation de l'hydrogène sulfuré « et de l'hydro-sulfate d'ammoniaque. Or, comme l'hydrogène sul- « furé est le plus abondant et le plus dangereux des divers gaz, qui se « dégagent pendant la décomposition des matières animales et végé- « tales, il est évident que ce procédé, quoiqu'il ne puisse enlever « complétement les odeurs nuisibles, est très propre cependant à effec- « tuer une amélioration importante et applicable à prévenir les « dangers causés par le dégagement de ce gaz.

« Quant à l'application de ce fluide, comme pansement aux ulcères « en état de putréfaction, il n'est pas douteux qu'on pourra l'em- « ployer utilement ; qu'il possède plusieurs avantages, supérieurs à « ceux des pansements ordinaires, entre autres celui d'être lui-même « inodore, de corriger l'insalubrité des exhalaisons fétides provenant « des ulcères ; et qu'il constitue l'une des meilleures applications « connues jusqu'à ce jour, pour combattre les progrès des ulcères « gangréneux.

« A l'égard de la dernière et plus importante application du liquide « désinfectant pour détruire les odeurs fétides et délétères, qui se « dégagent des fosses d'aisances, des lieux à l'anglaise, des vi- « danges, etc., il paraît, d'après les faits qui ont été constatés, que, « partout où des émanations délétères résultent de la production de « l'hydrogène sulfuré et de l'hydro-sulfate d'ammoniaque, ce liquide « les détruira totalement.

« L'odeur produite par la formation de l'hydrogène phosphoré, et « celle des autres composés gazeux, moins dangereux, resteront en- « core ; mais, comme ces odeurs ne sont pas aussi nuisibles à la santé, « et qu'elles ne se reproduisent pas, au loin, aussi promptement que « l'hydrogène sulfuré, on obtiendra un progrès très important et « avantageux, particulièrement lorsqu'on opérera l'enlèvement des « matières fécales.

« Il reste à examiner les avantages ou les inconvénients qui peu- « vent résulter de l'emploi de ce liquide, eu égard à l'usage que l'on « peut faire des vidanges désinfectées, comme engrais. Nul doute que « l'on sera parvenu à obtenir deux avantages importants; l'un, qui « consiste dans la conversion d'un sel ammoniacal malfaisant et em- « poisonné, c'est de l'hydro-sulfate d'ammoniaque, en un composé « inodore et extrêmement fertilisant ; l'autre avantage est que, en « détruisant ce composé vénéneux et malfaisant, on évite la longue

« et dangereuse exposition des vidanges en plein air, exposition qui, « sans cette précaution, serait nécessaire et occasionnerait une perte « à cause de la volatilité des sels ammoniacaux, ce qui est encore « dangereux.

« D'un autre côté, on peut faire une objection problématique à « l'application en grand du fluide, comme engrais, savoir que la « petite quantité du métal employé peut, peut-être, par son accumu« lation, produire un accident final ; mais cette question exige des « recherches et des expériences nouvelles.

« Les réflexions suggérées ci-dessus sont faites ici sans aucun désir « de diminuer le mérite de M. Ledoyen, qui aura attiré l'attention « publique sur l'emploi d'un réactif chimique comme moyen de faire « disparaître un mal sérieux et très dangereux, et qui est un obstacle « à la condition sanitaire des villes. »

Conclusions générales.

Voici les résultats de tout notre examen :

1° Le fluide n'a pas la propriété particulière de préserver les cadavres de la décomposition ; en conséquence il ne peut pas s'appliquer en grand aux procédés de dissection.

2° Il enlève la fétidité des substances putréfiées, animales et végétales, en décomposant l'hydrogène sulfuré d'où cette fétidité provient principalement.

3° Il a le pouvoir efficace d'empêcher le dégagement de l'hydrogène sulfuré dans les chambres de malades et les salles des hôpitaux ; et, quand ce gaz existe, de le faire disparaître en quelques minutes, non pas seulement en dissipant l'odeur mais en détruisant le poison.

4° Son usage est simple et facile; comme les occasions de l'employer se présentent constamment, et qu'il a l'avantage particulier d'être inodore, sa possession serait un grand bienfait pour les familles.

5° En décomposant l'hydrogène sulfuré il dégage les matières fécales du poison qui les rend nuisibles à la santé et dangereuses pour la vie des hommes.

En changeant l'ammoniaque, qui est une substance volatile, en une autre substance fixe, et empêchant ainsi qu'il ne se dégage, il conserve aux matières fécales le principe qui en fait un engrais précieux, en même temps qu'il fournit ce principe à la plante sous une forme que l'on sait être admirablement favorable à la végétation.

6° Comme il facilite l'enlèvement des matières fécales sans causer d'incommodité, on devrait, suivant nous, rédiger un règlement de police ordonnant qu'on ne videra aucune fosse d'aisances avant d'avoir employé une quantité suffisante de ce liquide pour détruire toute mauvaise odeur.

7° Les heureux résultats de son emploi, qui ne sont que les palliatifs d'un mal, ne détruisent pas les objections contre l'existence des fosses d'aisances; il n'y a et il ne peut y avoir de sûreté que dans l'enlèvement immédiat des excréments; le séjour de ces matières dans les maisons et aux alentours est pernicieux pour la santé et pour la vie, et tout à fait indigne d'une nation un peu avancée en civilisation.

8° Dans notre opinion, il est essentiel à la santé publique que les fosses d'aisances, autant qu'on les tolérera, soient construites de manière à empêcher l'échappement de leur contenu liquide, et que leur construction, faite pour atteindre ce but, soit rendue obligatoire par un règlement positif.

Nous avons l'honneur d'être les obéissants et fidèles serviteurs de votre seigneurie,

T. Southwood Smith.
R. D. Grainger.
Joseph Toynbee.

APPENDICES

AU RAPPORT ADRESSÉ A LORD MORPETH,

Le 29 mars 1847,

Par MM. le docteur SOUTWOOD SMITH ; D.-R. GRAINGER et JOSEPH TOYNBEE, écuyer.

SUR LES PROPRIÉTÉS DU LIQUIDE DÉSINFECTANT INVENTÉ PAR MM. RAPHANEL ET LEDOYEN.

Appendice A.

1° Résumé de l'expérience faite, chez M. Thomas Collins, avec le liquide désinfectant.

Thomas Collins, jardinier, demeurant aux étangs, à Highgate, expose que sa fosse d'aisances n'avait pas été ouverte depuis quatre ans ; qu'il y avait toujours dans sa maison une odeur très désagréable, et qu'elle avait été forte pendant les deux dernières années , qu'il était présent à l'ouverture de la fosse d'aisances, le jeudi matin 18 du courant ; qu'il resta sur les lieux depuis huit heures du matin jusqu'à quatre heures après midi, et prit connaissance de tout ce qui fut fait ; que, lorsque la fosse fut ouverte pour la première fois, la puanteur était fort pénétrante ; qu'autant qu'il pouvait en juger, environ deux quarts (2 l.271) de fluide désinfectant fut alors jeté sur la surface des vidanges, dans la fosse même, au moyen d'une petite seringue. La couleur des vidanges changea immédiatement, et en quelques minutes leur puanteur fut très diminuée. Aux questions qu'il adressa à sa famille, il lui fut répondu par elle que, quand la fosse d'aisances fut ouverte, elle put à peine rester dans la maison, à cause de la mauvaise odeur qui s'en exhalait ; mais, qu'après quelques instants ils ressentirent à peine une odeur légère. Il est certain, affirme-t-il, qu'à partir du temps où le fluide désinfectant fut appliqué, aucun membre de sa famille n'a ressenti quelque incommodité, résultant de l'odeur, pendant toute cette journée.

Depuis que la fosse d'aisances a été vidée, sa maison est tout à fait exempte de mauvaise odeur, plus exempte de mauvaise odeur qu'elle ne l'avait jamais été depuis qu'il y demeurait ; auparavant, quand il vidait sa fosse d'aisances, l'incommodité pour lui-même et pour toute sa famille était extrêmement grande, et la puanteur continuait à se faire sentir dans la maison pendant la semaine et même pendant la quinzaine après l'opération.

La boiserie qui traversait la fosse d'aisances et sur laquelle existait une certaine quantité de vidanges, les pierres et les briques, qui couvraient la fosse d'aisances, ainsi que celles qui tombaient dedans, tandis que les hommes l'ouvraient, étaient exemptes de toute odeur désagréable. M. Collins resta sur les lieux, à partir de l'ouverture de de la fosse jusqu'à ce que le dernier seau de vidanges en fût retiré, et retira du fond de la fosse un morceau de terre qu'il possède encore, et qui ne répand aucune odeur ; il suivit le chariot à partir de la fosse d'aisances jusqu'au trou qui avait été creusé pour recevoir les vidanges, à la distance de plus d'un quart de mille. Il demeura auprès du trou, tandis que le contenu du chariot y fut vidé, et, pendant ce temps, il ne s'est point aperçu que la vidange exhalât une odeur désagréable. Il a pris des informations auprès de cinq ou six de ses voisins, qui tous s'accordent à reconnaître, avec lui, que l'opération qui a été faite, n'a causé aucune incommodité au voisinage. Plusieurs de ses voisins ont dit qu'ils auraient souhaité que leur fosses d'aisances eussent été vidées en même temps et de la même manière. Il pense que ce résultat offrirait une grande consolation aux familles, si elles pouvaient employer un procédé semblable, lorsqu'elles voudraient vider leurs fosses d'aisances ; il pense que l'opération de la vidange ne présenterait alors aucun inconvénient, et il est convaincu que tous les voisins partagent cette opinion.

2° Résumé du témoignage de M. William Moore, agent de police, présent à l'expérience.

William Moore, agent de police, première division n° 105, est employé aujourd'hui à la station d'Highgate; il fut présent jeudi matin 18 mars aux étangs d'Highgate, à l'ouverture d'une fosse d'aisances, à laquelle il s'opposait, attendu qu'il était contraire à la loi de l'ouvrir pendant le jour; mais trois personnes lui remirent les ordres écrits dont elles étaient porteurs et lui annoncèrent qu'elles allaient faire une expérience, à la requête du gouvernement, et qu'elles prenaient sur elles la responsabilité de ce qu'elles allaient faire. William Moore resta sur les lieux ou près des lieux, pendant une partie considérable du jour ; autant qu'il a pu le voir, l'ouverture de la fosse et l'enlèvement des matières, n'ont causé aucun déplaisir à personne ; il n'y a eu aucune odeur malfaisante ; à peine a-t-il ressenti une odeur dont les voisins ne se sont pas plaint. Il se chargea de s'enquérir, auprès de plusieurs voisins, s'ils étaient incommodés par une odeur malfaisante ; ils répondirent que non ; il s'enquit auprès d'une personne, M. Alkins, qui tient une auberge appelée le Gate-House, placée dans une telle situation, qu'il aurait été fort incommodé par la puanteur, si cette fosse avait été ouverte dans les circonstances ordinaires. M. Alkins répondit qu'il avait ressenti une odeur à peine perceptible, mais qu'il n'avait senti aucune odeur malfaisante. Moore s'informa aussi auprès d'un charcutier, dont le mur d'habitation est mitoyen avec l'appentis, sous lequel est situé la fosse d'aisances. Cet homme a dit qu'il n'avait éprouvé aucune incommodité de l'odeur, et il ne pense pas qu'aucun de ses voisins ait pu en éprouver ; que, si on n'eût rien fait dans la fosse, il se serait répandu une puanteur si insupportable dans tout le voisinage, qu'il eût été impossible de continuer de la vider, et qu'il aurait fallu que les autorités intervinssent pour arrêter ce travail.

3° Résumé du témoignage de M. R. Lloyd, chimiste industriel.

M. Frédérick R. Lloyd est un chimiste industriel, demeurant à Highgate ; il fut présent le jeudi 18 mars, lorsque la fosse d'aisances de M. Thomas Collins fut ouverte ; il observa que l'exhalaison, provenant des vidanges, était beaucoup moindre qu'à l'ordinaire, et cela au point d'attirer son attention ; il remarqua qu'il y avait une absence d'odeur volatile, qu'on aperçoit généralement en remuant les vidanges, et que les ouvriers employés à ce travail paraissaient souffrir moins de l'irritation et du larmoiement qu'il ne l'avait vu en toute autre occasion ; ce fait fixa particulièrement son attention à cause de la grande incommodité que sa famille avait éprouvée, lorsqu'il vida, il y a près d'un an, la fosse d'aisances de sa maison. Il avait hésité longtemps, avant de faire enlever la matière, parce qu'il craignait cette incommodité. L'exhalaison de sa fosse était encore plus forte que celle de la maison de Collins ; la fosse d'aisances et les lieux circonvoisins dégagèrent une odeur malfaisante, au moins pendant un mois.

En visitant le local de M. Collins, le matin après l'expérience, M. Lloyd fut frappé de l'absence presque de toute odeur ; ce résultat lui offrit un contraste remarquable avec le résultat obtenu dans sa propre résidence. Afin de constater la différence qui pouvait exister entre les matières désinfectées et celles qui étaient dans sa propriété, il plaça, pour servir de témoignage, une brillante pièce d'argent de quatre pences (41 cent.) dans les unes et dans les autres, et elles y restèrent pendant cinq jours. La pièce mise dans la matière non désinfectée resta tout à fait brillante.

4° Résumé du témoignage de Mme Alkins et de son fils.

Madame Alkins, femme d'un charcutier, demeure près de Collins, et il n'existe qu'une porte entre les deux habitations. Lorsque les vidanges furent enlevées, elle ne s'aperçut d'aucune odeur; et elle n'aurait pas su qu'on les enlevait. Elle souhaite que le même procédé soit appliqué aux fosses d'aisances de sa maison. Si l'on n'eût rien fait aux vidanges de Collins, il est certain que l'on aurait été très incommodé par l'odeur.

Le fils de ce témoin, qui était présent lorsque son témoignage fut recueilli, le corrobora sur tous les points.

Appendice B.

Résumé du témoignage de M. Thomas Peack.

M. Thomas Peack est maître maçon; il a été très employé à bâtir des maisons du second ordre et de petites maisons dans la capitale. Pour construire une fosse d'aisances, la coutume est de former le fond tout simplement avec la terre qu'on y trouve; les parois sont garnies, revêtues ou bâties à sec, c'est-à-dire garnies de briques que l'on pose sans mortier. Le but de cette construction est de permettre à la matière liquide de s'écouler et de s'infiltrer dans la terre environnante C'est une clause générale mise dans les conventions, que les parois des fosses d'aisances seront sur-revêtues, c'est-à-dire, bâties à sec. M. Thomas Peack les construit généralement à sec. Il faudrait dépenser un souverain (25 fr. 21 c.) pour cimenter une fosse d'aisances de trois pieds de diamètre, dépendant d'une maison composée de huit pièces. Jusqu'à une époque récente, on ne permettait pas aux entrepreneurs de construire un tuyau d'écoulement communiquant de la fosse d'aisances à l'égout principal; mais depuis que le gouvernement a eu l'idée de faire écouler rapidement les immondices dans les égouts, au lieu du vieux système d'un réservoir principal, on permet aux constructeurs de faire écouler les matières liquides dans les égouts.

Appendice C.

Expériences faites à l'hôpital des fiévreux de Londres, le 15 avril 1847, par MM. T.-Southwood Smith, R.-D. Grainger et Joseph Toynbee.

Première expérience. — Onze pots de nuit contenant des matières fécales furent placés dans une petite chambre; en entrant dans cette chambre, on ressentit une odeur très forte et nauséabonde. M. Ledoyen avait apporté plusieurs pièces de toile séchées, qui avaient été humectées avec son fluide désinfectant, le 9 février, à l'hôpital de Saint-Thomas, et qui avaient été confiées à la garde de M. Whitfield, pharmacien, qui les avait conservées soigneusement. Une de ces pièces fut alors mouillée avec de l'eau pure; et M. Ledoyen, étant entré dans la chambre, agita la toile dans l'air en différents sens et à plusieurs reprises. Entrant dans la chambre, nous trouvâmes que l'odeur avait diminué à un degré remarquable, tellement que nous n'oserions pas affirmer, en vérité, que nous aurions reconnu la présence de l'odeur fétide, dans l'hypothèse où nous n'aurions pas été préalablement informés du fait.

En visitant la chambre trois quarts d'heure après, on trouva qu'une odeur était revenue, parce que M. Ledoyen avait remué les matières contenues dans les pots de nuit; mais l'odeur n'était pas très pénétrante et ressemblait à celle qui s'échappe d'une fosse d'aisances de campagne. On détruisit de nouveau cette odeur en agitant dans l'air le linge mouillé.

Cette expérience est importante, parce qu'elle démontre qu'un linge préparé conserve sa vertu désinfectante pendant un temps considérable, et, probablement, pendant une période indéfinie.

Deuxième expérience. — Quelques portions d'un corps humain (des intestins) ont été placées, hier, dans une petite chambre. Aujourd'hui, en entrant dans cette chambre, on s'aperçut qu'elles exhalaient une odeur de putréfaction, mais elle n'était pas très forte. M. Ledoyen agita à travers la chambre un drap préparé et mouillé; l'odeur putride fut très diminuée, mais non enlevée. Une certaine portion du fluide fut jetée sur la matière en décomposition, alors l'odeur putride disparut entièrement, mais la matière conserva une odeur semblable à celle qu'exhalent les animaux fraîchement tués.

Signé : T.-S. Smith.
R.-D. Grainger.
Joseph Toynbee.

CERTIFICATS, LETTRES ET TÉMOIGNAGES

SUR L'UTILITÉ ET L'EFFICACITÉ

DE L'EAU INODORE ET DÉSINFECTANTE DE MM. RAPHANEL ET LEDOYEN.

Désinfection et assainissement des fosses d'aisances.

1° Lettre de M. R. Redfort, entrepreneur de vidanges, au colonel Calvert. — Londres (Southwark), 4 février 1847.

Monsieur,

Mes ouvriers désirent vous remercier des bontés que vous leur avez témoignées hier, et ils m'ont prié de vous présenter leur lettre.

Je conviens, avec eux, que depuis le temps que je suis entrepreneur de vidanges, c'est-à-dire depuis treize ans, je n'ai jamais vidé une fosse, avant celle que j'ai vidée hier chez M. Elderton, sans être incommodé d'une puanteur insupportable et souvent dangereuse.

Mais je déclare que chez M. Elderton la fosse n'exhalait aucune odeur, et que mes ouvriers l'ont vidée plus promptement, sans être obligés d'attendre, comme cela arrive souvent, afin de laisser échapper les gaz. Voilà une grande économie, et désormais je puis offrir de vider une fosse pour un prix moindre.

Je vous suis très obligé, monsieur, de la préférence que vous m'avez accordée pour exécuter votre travail, et je vous avoue que je considère comme un grand bonheur, lorsque j'emploierai le procédé du savant français, de ne point vous demander un penny (2 sols de France), pour opérer le mélange de fluide désinfectant avec les matières fécales.

J'obtiendrai un plus grand avantage, car je pourrai vider une fosse sans être exposé à un danger ou à la mauvaise odeur. Aujourd'hui, la plupart des entrepreneurs ne gagnent rien sur les matières qu'ils enlèvent, à cause de leur puanteur ; ils remercient même les personnes qui veulent bien leur permettre de les transporter sur leurs terres. J'espère que vous m'indiquerez la manière d'agir, pouvant, grâce à votre invention, sans répandre aucune odeur désagréable, transporter les matières fécales qui, aujourd'hui, sont toutes rejetées.

Vous annoncez que les matières fécales désinfectées peuvent être employées avantageusement, comme engrais, sur les terres; comment puis-je les utiliser ainsi?

J'ai dit hier à plusieurs personnes que j'avais reçu 5 livres sterlings (75 francs) pour vider la fosse d'aisances chez M. Elderton, et la même somme pour vider celle chez M. Porter, et opérer le transport des matières; j'ai dit que je n'avais rien fait payer en sus pour avoir ouvert et pour avoir opéré le mélange du liquide désinfectant avec les matières. J'exécuterai avec plaisir tous vos travaux à ces conditions, et je serai reconnaissant de vos commandes.

Signé : R. Redfort.

P. S. — J'oubliais de vous dire qu'au moment où j'ouvris la fosse d'aisances, les gaz qui s'en échappaient étaient effroyables.

2° Lettre des ouvriers vidangeurs, employés par M. R. Redfort, entrepreneur, au colonel Calvert. — Londres, 4 février 1847.

Monsieur,

Nous soussignés ouvriers, employés hier par M. Redfort, entrepreneur de vidanges, à extraire les matières d'une fosse d'aisances située chez M. Elderton, comprenons qu'il est de notre devoir de vous remercier de votre bonté envers nous, et de vous exprimer notre admiration pour la découverte du savant français qui détruit, dans un temps si court, la mauvaise odeur des matières fécales. Jamais, avant cette découverte, nous n'avions vidé une fosse d'aisances qui n'exhalât une odeur insupportable; mais nous n'avons pu sentir aucune odeur de celle que nous avons vidée hier.

Nous avons travaillé avec plaisir et opéré l'extraction des matières dans un temps beaucoup plus court que d'habitude. Vous ne savez pas, monsieur, tout le bien que vous faites aux malheureux ouvriers qui se livrent à ce travail, non plus que les existences qui seront sauvées par votre procédé; car il arrive souvent que des ouvriers sont suffoqués en travaillant à la vidange d'une fosse d'aisances. Nous sommes même souvent très malades à la suite d'un pareil travail.

Si cette découverte était plus répandue, tout entrepreneur de vidanges et ses ouvriers devraient vous bénir et prier pour vous.

Guillaume Fenwick, comme vous l'avez vu, monsieur, a goûté la matière ainsi désinfectée, et Guillaume Dyer en a mis sur ses yeux, qui n'ont éprouvé aucun mal; or, sans le préservatif, les matières fécales l'auraient aveuglé.

Nous vous prions d'agréer nos meilleurs souhaits et nous désirons que vous viviez longtemps pour faire le bien.

Signé : William Fenwick, demeurant 15, Ewer-Street, Gravel-Lane, Southwark.
John Dobson, 8, Queen-Street, Southwark.
Charles Cook, 21, Pepper-Street, Southwark.
William Dyer, Nelson-Yard, Old Kent Road.

3° Lettre de M. Elderton, écuyer, au colonel Calvert. — Brixton, 14 février 1847.

Mon cher monsieur,

En réponse à votre demande, j'ai l'honneur de vous dire que la fosse d'aisances de ma maison n'avait pas été ouverte, je crois, depuis plus de sept ans. J'étais convenu avec un entrepreneur de vidanges de lui payer 4 livres sterling (100 francs) pour la vider, lorsque vous m'avez demandé de faire cette opération.

A mon arrivée à Brixton, n'étant pas présent lorsque la fosse d'aisances fut vidée, j'ai trouvé les matières fécales complétement désinfectées ; je les ai examinées chaque jour depuis qu'elles ont été extraites, et je déclare qu'elles sont toujours dépourvues d'odeur. J'ai la plus entière conviction, partagée par mes deux jardiniers, que ces matières, dans leur état actuel de désinfection, constitueront un excellent engrais.

Je me ferai un devoir de recueillir avec le plus grand soin les résultats des expériences pour constater l'efficacité de cet engrais.

J'apprends que, désormais, je payerai à l'entrepreneur seulement 3 livres sterling (75 francs) pour opérer l'extraction et le transport des vidanges de la fosse d'aisances de ma maison.

Signé : Elderton.

4° Lettre de MM. Henry Dodd, John Tomkins, John Gould et William Senior, entrepreneurs de vidanges, au vicomte Morpeth, premier lord commissaire pour les bois et forêts de S. M. B. — Londres, 18 mars 1847.

A la requête du colonel Calvert et de M. Ledoyen, nous soussignés, ayant assisté aux expériences pour la désinfection des matières fécales dans la fosse d'aisances dépendant de l'embarcadère de M. Dodd, et dans celle dépendant de la propriété de M. Hall, city Road, reconnaissons avec satisfaction que le procédé de M. Ledoyen présente le plus grand avantage et un progrès dans les moyens de conserver la santé des habitants :

Premièrement, parce qu'il détruit les exhalaisons inquiétantes et désagréables qui s'échappent pendant le travail de la vidange des fosses;

Secondement, parce qu'il nous permettra d'employer ces vidanges comme engrais, sans qu'il soit nécessaire d'avoir recours à aucun procédé industriel, et de leur donner ainsi une consommation beaucoup plus étendue qu'elles n'ont eue jusqu'à ce jour;

Et troisièmement, parce que nous sommes assurés que jamais les matières désinfectées ne fermentent et ne reprennent leur état de putréfaction.

Cet engrais, alors, pourrait être transporté par mer, chose qui, jusqu'à présent, avait été considérée comme impraticable à cause de la mauvaise odeur qu'il exhale.

Nous recommandons très instamment que les fosses d'aisances soient construites avec le plus grand soin. Au lieu de revêtir leurs parois seulement avec des briques, comme on le fait généralement, ou de creuser tout simplement des trous dans la terre, on devrait les construire en briques, liées et recouvertes très soigneusement avec du ciment. Au moyen de cette construction, l'urine et les autres matières liquides seraient contenues dans la fosse; elles ne filtreraient plus à travers les terres environnantes, qu'elles infectent fortement en donnant naissance à des émanations superficielles, qui incommodent les habitants du voisinage et exposent souvent au plus grand danger ceux qui habitent, en masse compacte, dans des lieux peu aérés.

Nous prenons aussi l'instante liberté d'appeler l'attention du gouvernement de S. M. sur le grand dégât et la perte énorme de vidanges qu'on occasionne, en permettant aux habitants de faire écouler dans les égouts publics presque les deux tiers des matières que contiennent leurs fosses d'aisances, et qui sont ainsi perdues en totalité, au lieu d'être employées comme engrais; en outre, l'écoulement de ces matières occasionne une grande incommodité, en infectant horriblement les égouts et donnant naissance à la formation des gaz dangereux qui s'échappent facilement à travers les grilles des puisards qui garnissent les rues de Londres, et plus particulièrement à travers les égouttoirs des maisons particulières.

La mauvaise odeur est nécessairement augmentée par l'écoulement des eaux de condensation produites par les nombreuses machines à vapeur que l'industrie met en mouvement; et celles-ci, en se déchargeant généralement dans les égouts, augmentent encore la production des exhalaisons dangereuses.

Une autre incommodité très grande, sur laquelle nous avons l'honneur d'appeler l'attention sérieuse du gouvernement, c'est celle qu'offre l'eau de la Tamise, très sujette à prendre un aspect affreux, puisqu'on y laisse écouler toutes ces matières impures. La Tamise reçoit non seulement de nombreux vaisseaux naviguant vers les pays étrangers, mais encore elle fournit l'eau consommée dans Londres.

Nous recommandons très fortement, comme un moyen de salubrité, que les rues soient nettoyées complétement au moyen d'un arrosage qui détruirait certainement la mauvaise odeur et les émanations dangereuses qui s'échappent par les grillages des égouts. Cet arrosage offrirait un résultat beaucoup plus sûr et plus efficace que le mode adopté aujourd'hui pour enlever les immondices des rues.

Suivant notre opinion, qui, nous n'en doutons pas, sera confirmée par le témoignage des hommes compétents désignés par le premier commissaire des bois et forêts de S. M. pour faire une enquête, ce procédé désinfectant sera utile et favorable à la santé ; en conséquence nous le recommandons instamment au gouvernement de S. M. la reine du royaume uni d'Angleterre.

Signé : Henry Dodd, City Wharf, New North Road.
John Tomkins, Green Banck, Gravel Lane, Wapping.
John Gould, Worship Street, Shoreditch.
William Senior, Belvidere Road, Lambeth.

5° Lettre de M. Reddin, entrepreneur de vidanges, au colonel Calvert. — Castle-Yard, Holland street, Bankside, 18 mars 1847.

Monsieur,

Ayant lu avec soin la note que vous m'avez laissée, je considère le procédé de M. Ledoyen comme un moyen de désinfection, et il est très désirable que l'on en fasse usage dans l'opération de la vidange des fosses d'aisances.

Je déclare que l'expérience, faite par moi à la terre de M. Hall, City-Road, est très satisfaisante, et je demeure parfaitement d'accord avec vous sur tous les autres points, excepté sur celui qui traite de l'arrosement des rues, substitué au moyen actuellement en usage pour les nettoyer, à moins, cependant, qu'on ne construise des réservoirs convenables pour recevoir les immondices après l'arrosement ; autrement, la Tamise serait beaucoup plus chargée de matières animales qu'elle n'en contient aujourd'hui. En effet, on enlève chaque jour des rues de Londres à peu près 2,500 tonnes (2,500,000 kil.) de diverses matières, qui sont transportées sur la Tamise au moyen de barques, d'où elles sont enlevées et emportées, au moyen de chariots, dans l'intérieur des terres, où elles sont employées pour les besoins de l'agriculture. Signé : E. Reddin.

6° Lettre de M. Dodd, entrepreneur de vidanges, au colonel Calvert. — City Wharf, New-North-Road. Hoxton, 22 mars 1847.

Monsieur.

J'ai l'honneur de vous exposer ici que j'ai exercé le métier de vidangeur et de boueur pendant vingt-quatre ans; pendant cette période, j'ai travaillé généralement dans la vidange des fosses d'aisances comme ouvrier et manœuvre. Aussi, d'après les altérations que ma santé et celles de mes camarades ont éprouvées pour avoir respiré, pendant le temps déterminé par la loi (de minuit à six heures du matin), les émanations qui s'échappent des fosses d'aisances, je suis entièrement convaincu que ces émanations ont une influence pernicieuse sur la santé des personnes pauvres, qui sont forcées de résider dans des cours, ruelles et autres lieux renfermés, qui avoisinent les fosses d'aisances, lesquelles, par la négligence ou l'incurie du plus grand nombre des propriétaires, laissent déborder la matière fécale, que l'on jette à la fin et en grande quantité dans des boîtes à ordures, afin de faire place à de nouvelles accumulations. En ce lieu là, l'air échauffé par l'action du soleil se charge promptement des vapeurs délétères, qui répandent la maladie et la mort parmi ceux qui les respirent. D'après cet état de choses, je n'ai pas besoin de dire que toute invention qui aurait pour objet de désinfecter les vidanges et autres matières analogues, est destinée à rendre à l'espèce humaine des services incalculables ; c'est dans cette vue que M. Ledoyen a préparé une composition chimique, dont il a fait l'expérience sur une grande quantité de matières, les plus infectes que j'aie pu ramasser dans mon débarcadère, ainsi que sur celles extraites, en ma présence, de la fosse d'aisances dépendant de la propriété de M. Hall, city Road.

Ces expériences, comme vous le savez, ont été faites en la présence de lord Morpeth, de vous-même et de plusieurs personnes ; et le résultat de l'une de ces expériences fut reconnu tout à fait satisfaisant par tout le monde. M. Ledoyen a réussi à ôter aux matières fécales leur odeur nuisible. L'opération sur ces matières a été effectuée depuis quelques semaines, et je trouve qu'elles ne répandent aujourd'hui qu'une odeur insignifiante sur la surface ; mais je considère que cette odeur est occasionnée par une certaine quantité de vidanges ordinaires, qu'on a répandue depuis. Toutefois, pour éprouver plus complétement le mérite de ce procédé, je veux absolument conserver à part une certaine quantité de matières, après qu'elles auront été soumises à une expérience de désinfection ; je les conserverai, sans y toucher, aussi longtemps que vous le jugerez convenable. Je pourrai ensuite vous donner un avis plus décisif sur le résultat, parce que je suis convaincu que ce procédé de désinfection, s'il est convenablement exécuté, peut obtenir l'approbation générale du public. Je pense que l'on doit prendre en considération, comme de droit, l'intérêt du fermier, en ce sens qu'il s'agirait de lui procurer le moyen de se pourvoir de la quantité d'engrais nécessaire à sa culture.

Je crois que je n'exercerai pas encore longtemps le métier de vidangeur et de boueur; mais je chercherai à préserver la santé des personnes qui l'exercent des maux qui les affligent. Je n'ai cependant aucun motif particulier de penser que je préserverai l'exercice de cette profession de toutes les modifications qui pourraient y être apportées par le gouvernement ; mais, dès à présent, je suis intimement convaincu qu'on aura raison de regretter que l'on permette que la plus grande partie des vidanges de la capitale s'écoulent dans les égouts ; car elles seront privées, à mon avis, de la plus grande partie de leurs propriétés, quand elles seront déposées dans des réservoirs, comme on le propose.

La perte pour l'agriculture sera grande ; car j'estime qu'un yard cube (1) de matières fécales pures est égal à plusieurs yards de fumier de cheval ou d'autres fumiers. L'année dernière, M. Buck, de Ringshill, près de Rochester, comté de Kent, gagna la prime pour avoir récolté les plus beaux houblons de son canton. L'engrais qu'il avait employé et principalement les vidanges avaient été pris dans mon débarcadère. Feu M. Ellis, qui avait obtenu des succès très heureux dans la culture du houblon à Barming, comté de Kent, était entièrement convaincu de l'utilité de l'emploi des vidanges comme engrais, et il employait toutes celles qu'il pouvait obtenir de moi et des autres vidangeurs. M. Alderman Lucas est aussi un excellent juge, qui a reconnu l'efficacité des vidanges, comme engrais, dans sa propriété de Wateringburg, comté de Kent, pour faire croître les houblons, et pour d'autre cultures. Il préfère l'engrais que je lui fournis, parce qu'il renferme une grande quantité de matières fécales. Il est avéré que les fermiers, en général, sont toujours plus contents, quand l'en-

(1) Yard ou verge, mesure anglaise, égale 914 millimètres.

grais qu'ils achètent exhale une odeur presque insupportable; ils sont alors convaincus qu'ils ont obtenu des vidanges. Dans la confiance où je suis que ces courtes observations seront de quelque utilité au développement que vous avez en vue, etc. Signé : HENRY DODD.

7° Lettre de M. James Mathews, maire de Drogheda, au colonel Calvert. — Hanover-House, 30 mai 1847.

Mon cher colonel,

Ayant visité la prison hier, je suis heureux de vous informer que l'application du fluide a complétement réussi; la fosse d'aisances a été parfaitement désinfectée, et je suis sûr, d'après les faits dont j'ai été le témoin, que l'usage et l'application généralement établis de votre importante découverte offriront le moyen de conserver beaucoup d'existences, et de réaliser au plus haut point vos plus ardentes espérances. Nous sommes tous ici très reconnaissants de votre précieuse communication, et il n'y aurait que l'urgence des affaires officielles qui m'empêcherait d'aller vous voir à Dublin.

Signé : JAMES MATHEWS, maire de Drogheda.

8° Autre lettre de M. James Mathews au colonel Calvert. — Drogheda, 1er juin 1847.

Mon cher colonel,

Le docteur Pentland et moi nous avons visité la prison, et nous avons trouvé que la fosse au poison (comme vous l'appelez justement), située dans le centre de l'une des cours, était parfaitement désinfectée par votre procédé que vous avez expérimenté vendredi, et nous jouissons par anticipation des plus bienfaisants résultats que l'on obtiendra de l'usage général du liquide désinfectant.

J'ai l'honneur, etc. Signé : JAMES MATHEWS.

P. S. Ci-inclus copie du certificat du chef guichetier et des détenus pour dettes.

Certificat du chef guichetier et des détenus à la prison pour dettes de Drogheda.

Je certifie que j'ai assisté, comme témoin, aux expériences qui ont été faites par le colonel Calvert, pour désinfecter les vidanges de la fosse d'aisances de la prison pour dettes de Drogheda, et qu'à présent, il ne s'en dégage aucune odeur désagréable.

Délivré par nous, ce 1er juin 1845.

Signé : WILLIAM TATTON, chef guichetier des détenus pour dettes.
WILLIAM CODD. — JAMES MOONEY. — JAMES MATHEWS. — THOMAS BYRNE, détenus.

9° Certificat de MM. A. et G. Murray, filateurs à Manchester. — Manchester, 11 juin 1847.

Je demande la permission de certifier de la part de notre maison, qu'une grande fosse d'aisances, placée dans l'une de nos cours, a été ouverte hier à quatre heures après midi. A l'ouverture de cette fosse, la puanteur était insupportable; mais, lorsque le pharmacien français eut versé dedans une certaine quantité de liquide, l'odeur cessa; ensuite, une seconde quantité du même liquide fut versée et mélangée avec la matière fécale par le vidangeur, et, au bout d'une demi-heure, l'odeur avait disparu. Ce matin, à neuf heures, j'ai fait remuer la matière avec le fluide, et elle était tout à fait exempte d'odeur.

Pour A. et G. Murray,
Signé : Rigby Murray. Union Street.

P. S. Nous occupons 1,000 ouvriers.

10° Certificat de M. Etienne Neal, surveillant des dommages, surintendant des bâtiments et des règlements sanitaires, pendant huit ans, pour la ville de Manchester. — Manchester, 11 juin 1847.

Je certifie que j'ai été présent aujourd'hui à une expérience faite par M. Ledoyen, chimiste français, pour la désinfection des vidanges, expérience qui a eu lieu à la filature de coton de MM. G. Murray et compagnie, en présence de plusieurs membres du conseil municipal et d'autres personnes. Plusieurs gallons (1) de liquide ont été jetés dans la fosse d'aisances, qui contenait une grande quantité de vidanges, et, après que les matières eurent été agitées, ce qui dura une demi-heure, l'odeur infecte et suffocante qu'elles exhalaient avait disparu, ou du moins elle était imperceptible à moins qu'on approchât la matière tout près du nez. J'ai visité de nouveau la fosse d'aisances aujourd'hui 11 juin, et j'ai examiné les vidanges, l'odeur en était à peine perceptible, quoique les ouvriers de la filature eussent fait usage des fosses d'aisances.

Signé : Etienne Neal.
Marchand droguiste, 170, Rochdale-Road.

11° Certificat de M. Guillaume Spencer, au nom de quatre autres ouvriers vidangeurs. — Manchester, 11 juin 1847.

Nous soussignés, ouvriers vidangeurs, déclarons avoir aidé à ouvrir une vaste fosse d'aisances, dépendant de la grande filature de MM. Murray, dans laquelle mille ouvriers sont occupés, et que cette fosse, quand elle fut ouverte, exhala une odeur effroyable qui fut

(1) Le gallon égale 5 litres 543.

enlevée immédiatement, lorsque le savant français eut versé une certaine quantité de liquide sur les matières fécales. Après cette première opération, nous remuâmes les matières et nous les mélangeâmes avec le liquide qu'on y avait jeté, et, une demi-heure après, leur puanteur avait disparu complétement. Nous les avons bien remuées ce matin en présence de M. Murray, et nous déclarons qu'elles ne répandaient aucune odeur. Depuis près de huit ans que nous sommes vidangeurs, nous n'avions jamais rencontré une fosse d'aisances ainsi purgée de son odeur malfaisante, et nous pensons que ce serait une fort bonne chose, si ce procédé de désinfection était généralement employé.

Signé : WILLIAM SPENCER.

Pour moi et les quatre autres vidangeurs qui furent présents, et m'aidèrent à mêler le liquide avec les matières fécales.

Désinfection de l'air et destruction des exhalaisons fétides.

12° Lettre de M. Philippe Crampton au colonel Calvert.
— Mersion Square, 4 juin 1847.

J'ai grand plaisir à attester le succès complet d'une expérience faite à l'hôpital de Richmond, pour éprouver l'efficacité du liquide de M. Ledoyen, lequel détruit les exhalaisons fétides provenant des substances putrides animales et végétales.

Une chambre mal aérée, qui était rendue insupportablement infecte par les exhalaisons accumulées, provenant des pots de nuit des malades de l'hôpital, fut rendue presque, sinon entièrement exempte de toute odeur nuisible. Le résultat pour purifier l'air (au moins pour faire disparaître toute odeur fétide) fut obtenu à l'aide d'un grand drapeau de toile, bien humecté avec le liquide désinfectant, que l'on agita dans toutes les directions à travers la chambre.

Signé : PHILIPPE CRAMPTON.

13° Certificat de MM. Edwin, T. Watkins, Johnson Kaye Baines et Alexandre Henry, médecins internes de l'hôpital des fiévreux et de l'infirmerie de l'Asile des Pauvres (Workhouse) à Liverpool. — 12 juin 1847.

Nous soussignés, médecins internes à l'hôpital des fiévreux de Liverpool, et de l'infirmerie de l'Asile des Pauvres, éprouvons beaucoup de plaisir en rendant un bon témoignage du succès complet de deux expériences qui ont été faites dernièrement dans cet établissement par M. Ledoyen.

Premièrement, des excréments, recueillis dans des salles contenant près de deux cents cas de fièvres et de dyssenterie, furent placés dans une petite chambre ayant environ quinze pieds de longueur sur dix pieds de largeur (1). La chambre fut fermée soigneusement pendant quelques heures, et la mauvaise odeur qui s'en exhala était tellement insupportable pour tous ceux qui la visitèrent, que quelques-uns de ces messieurs présents furent très désagréablement affectés. M. Ledoyen entra dans la chambre, et il agita pendant quelques instants, au-dessus des déjections, plusieurs linges imprégnés de sa préparation. Après quelques minutes, l'exhalaison fut sensiblement diminuée. Une petite quantité de la solution fut mise alors dans chacun des pots de nuit, et le caractère de l'odeur exhalée changea immédiatement ; cette odeur qui était extrêmement affective devint celle des excréments ordinaires. L'un de ces vases fut conservé pendant trois semaines, et, lorsque après cette époque l'on visita le lieu où il était renfermé, on n'y ressentit aucune odeur désagréable.

La même expérience fut faite sur une certaine quantité d'urine, contenue dans un baquet en bois, de laquelle s'échappait une vapeur ammoniacale très fétide. Cette expérience, qui avait lieu dans une chambre close et mal aérée, eut un succès non équivoque ; car, bien que le baquet fût d'abord presque inabordable, cependant, lorsqu'on eut employé le procédé de désinfection, une longue conversation eut lieu à l'endroit même, chacun de nous oubliant, sans doute, la proximité du réservoir dans lequel était renfermé la matière malfaisante.

Nous sommes d'avis que l'application générale de la découverte de M. Ledoyen produirait un grand avantage, et qu'elle rendrait un grand service au public.

Signé : Edwin T. Walkins. — Johnson Kaye Baines. — Alexandre Henry.

14° Certificat des médecins et chirurgiens de l'infirmerie et des autres hôpitaux de Liverpool. — 14 juin 1847.

Nous demandons la permission de certifier que nous avons été témoins de l'expérience suivante, faite dans le but d'éprouver l'efficacité du liquide désinfectant, inventé par M. Ledoyen, et qu'elle a réussi parfaitement. Un certain nombre de vases, contenant les excréments des malades de l'infirmerie de Liverpool, furent placés dans une chambre dont les fenêtres et les portes étaient fermées. L'odeur qu'ils exhalaient était très pénétrante. M. Ledoyen mouilla avec de

(1) Le pied anglais égale 914 millimètres.

l'eau pure un linge qui avait été imprégné de son liquide au mois de février dernier, et il parvint, en peu d'instant, à rendre la chambre comparativement exempte de l'odeur pénétrante que l'on ressentait d'abord.

En conséquence des expériences heureuses auxquelles nous avons assisté, nous recommandons fortement son procédé au gouvernement de sa majesté, espérant qu'on en fera immédiatement et généralement introduire l'usage.

Signé : Georges Freckleston, médecin. — B. Bickersteth, chirurgien. —W. Trench, médecin. — King Ellison, chirurgien. — Jas. Carson, médecin.— John Sutherland, médecin,—Georges Padley, pharmacien interne.

15° Lettre de M. Lefèvre, président de la Chambre des communes, au colonel Calvert. — Enterspine, 28 juillet 1847.

Mon cher monsieur,

Comme il faut que vous connaissiez mon opinion sur le fluide désinfectant de M. Ledoyen, j'éprouve beaucoup de plaisir à dire que je considère les expériences auxquelles j'ai assisté, tant à la Chambre des communes qu'à Highgate, comme parfaitement heureuses. Il est tout à fait impossible de passer sous silence et de négliger la valeur de cette découverte pour l'agriculteur : car elle le mettra en état d'employer, sans éprouver le plus léger inconvénient, le plus puissant engrais qui existe; et, en fixant l'ammoniaque, elle rendra tous les engrais (lors même que les vidanges présenteraient un effet moins puissant) beaucoup plus efficaces que ceux employés aujourd'hui.

Je vous suis bien obligé de l'offre que vous me faites d'un chaldren (1) du fluide désinfectant, dont je serai content de me servir quand je retournerai à Hinfshine.

Signé : C. Lefèvre.

16° Lettre de M. Charles Barry, architecte des bâtiments civils de la ville de Londres, au colonel Calvert. — Westminster, 28 juillet 1847.

Monsieur,

Pour satisfaire au désir exprimé par votre requête, je vous informe, par la présente, que d'après les expériences dont j'ai été le témoin en plusieurs occasions, des heureux effets du fluide désinfectant de M. Ledoyen, je conserve la plus haute opinion de son efficacité et je

(1) Mesure anglaise qui égale 13 hectolitres 085.

considère qu'il pourrait être employé avec un grand avantage, conjointement avec la ventilation des bâtiments.

Signé : CHARLES BARRY.

Expériences faites à la Chambre des communes, à la demande et en présence du président.

17° Lettre de M. J. Tlinsham, chargé de la surveillance des travaux des chambres du Parlement, au colonel Calvert. — 31 juillet 1847.

Monsieur,

Conformément au désir que vous m'avez exprimé par votre demande, j'ai l'honneur de vous exposer le résultat de trois expériences, qui ont été faites avec le liquide désinfectant de M. Ledoyen, à la Chambre des communes, le 15 juillet, à la demande du très honorable président, qui était présent, ainsi qu'en la présence de M. Christopher, premier médecin, de M. le capitaine Gosset, de M. le docteur Southwood Smith, et autres personnes.

La première expérience a eu lieu dans le passage qui conduit au cabinet du président. Dans ce passage, se trouvait une armoire renfermant des papiers récemment imprimés, qui répandaient une odeur désagréable. Les portes de l'armoire furent ouvertes, et M. Ledoyen mouilla avec de l'eau ordinaire un drap préparé avec son fluide; il l'agita dans le passage, ainsi que devant l'armoire, afin de faire entrer forcément l'air dans les rayons ; et en peu de minutes l'odeur du papier et du passage fut enlevée complétement.

Seconde expérience. A l'entrée de la Chambre des lords est placé un urinoire qui, parfois, laisse échapper une odeur très désagréable. M. Ledoyen versa une certaine quantité de son fluide dedans et sur les côtés de cet urinoire, avec un pot à l'eau ; au bout de quelques minutes, toutes les exhalaisons désagréables avaient cessé.

Troisième expérience. J'avais fait ouvrir une fosse d'aisances, qui était entièrement remplie de vidanges : ces vidanges furent remuées par deux hommes, ce qui causa une puanteur insupportable. M. Ledoyen versa une certaine quantité de son fluide sur les matières, et, en peu de minutes, l'odeur infecte avait disparu entièrement.

On ne pourrait donc citer des faits plus satisfaisants que les expériences mentionnées ci-dessus, desquelles il résulte que le fluide désinfectant fait disparaître les odeurs nuisibles. J'estime que c'est une découverte fort précieuse, et je serais content si je pouvais en avoir toujours à ma disposition et sous la main, afin qu'on en fît usage quand les fosses sont vidées, parce qu'alors il offrirait un grand secours et un grand soulagement aux hommes qui ont souvent besoin d'y descendre pour réparer la maçonnerie en briques, avant que la fosse ne soit couverte intérieurement.

Je reste, Monsieur, votre très obéissant serviteur,

Signé : TLINSHAM.

Désinfection et assainissement des latrines.

Expériences faites à l'hôpital de la Marine anglaise à Québec (Bas-Canada).

18° Certificat de MM. Morrin, Landry, Painchaud, P. Whalan, docteurs médecins, et J. Reid, Steward, J. Doaglass, H.-M. Martin. — Québec, 17 novembre 1847.

Nous soussignés, déclarons que nous avons été présents à la désinfection de la fosse d'aisances de l'hôpital de la Marine ; que cette fosse était d'une grande étendue ; que l'opération a été faite par M. Ledoyen, au moyen de son fluide désinfectant, et que toutes les mauvaises odeurs ont disparu complétement et instantanément.

Signé : JAS. MORRIN, d. m. — J. J. LANDRY, d. m. — JAS. PAINCHAUD, d. m.—P. WHALAN, d. m.—J. REID, d.m. STEWARD, d. m: — J. DOAGLASS. — H. M. MARTIN.

19° Certificat de M. Jos. Parent, docteur médecin, l'un des administrateurs de l'hôpital de la Marine, à Québec. — 17 novembre 1847.

Je soussigné, médecin, membre du Collége royal de chirurgie de Londres, et l'un des administrateurs de l'hôpital de la Marine de Québec, ayant fait, chez moi, avec le fluide Ledoyen, différentes expériences sur les matières fécales et les urines, déclare que ledit fluide a la propriété extraordinaire de faire disparaître instantanément toutes les mauvaises odeurs, si bien que les matières, ainsi désinfectées, peuvent rester dans des appartements et dans des armoires, pendant l'espace de plusieurs jours, sans causer la moindre mauvaise odeur.

Signé : JOS PARENT.

20° Certificat des membres de la commission administrative de l'hôpital de la Marine à Québec. — Québec, 17 novembre 1847.

Nous, les soussignés, ayant été présents aux expériences faites chez le docteur Parent, avec le fluide Ledoyen, sur des matières fécales, certifions, que, par l'usage dudit fluide, la désinfection desdites matières, se fit d'une manière instantanée sans laisser ensuite la moindre mauvaise odeur.

Signé : NAUTT. — ANT. PARENT, supérieur du séminaire. — GOWEN, j. p.

Expériences faites à New-York

21° Lettre de W.-C. Anderson, médecin en chef de l'hôpital de la Marine, à MM. Poulin, Rogers et Kenneey. — New-York, 25 mars 1848.

Messieurs,

Des expériences ont été faites hier soir, avec le fluide de M. Ledoyen, sur une fosse d'aisances. Cette fosse était située si près de ma maison, qu'il était impossible de retirer les matières sans occasionner une grande odeur, non seulement dans notre maison, mais encore chez tous les voisins; mais, après l'application du fluide, la fosse a été vidée sans laisser aucune odeur qui pût indiquer qu'on en avait retiré les matières; le matin, les habitants de la maison n'ont pu s'apercevoir que le travail était terminé.

Je considère cette invention comme une des plus utiles de celles déjà connues, et je la recommande fortement dans toutes les occasions du même genre.

Signé : W. C. Anderson,
médecin en chef de l'hôpital de la Marine.

Expériences faites à Paris, depuis l'année 1844 jusqu'au mois de décembre 1848.

22° Certificat de M. Ferrao de Castelbranco, propriétaire, avenue des Champs-Elysées, 70. — Paris, 8 décembre 1848.

Je soussigné, certifie que, depuis les trois derniers mois de l'année 1844, j'ai employé constamment un liquide assainissant qui m'a été livré par MM. Raphanel et Ledoyen, pour jeter, de temps en temps, dans les lieux d'aisances de ma maison, afin de détruire immédiatement tous les miasmes qui pourraient s'en échapper, et que, depuis cette époque jusqu'à ce jour, ayant continué l'emploi dudit liquide, les lieux et la maison tout entière sont tenus dans un état complet d'assainissement. Un autre succès que j'ai obtenu et que je regarde comme de la plus haute importance, sous le rapport hygiénique, c'est qu'au moment de l'enlèvement des matières contenues dans la fosse d'aisances, après l'emploi du même liquide, ces matières ne répandaient aucune odeur malfaisante, ni pour les travailleurs ni pour les dorures ou argentures, qui se trouvaient près du lieu du travail. Je considère que l'emploi de ce liquide doit être un puissant moyen de prévoir une foule de maladies et d'accidents malheureusement trop connus.

Le prix de trente francs d'abonnement, que je paye par an, est, à mon avis, bien minime pour la généralité des propriétaires, qui, du reste, doivent procurer à leurs locataires la salubrité et la sécurité sous tous les rapports. Signé : J. Ferrao de Castelbranco.

Emploi fait à Paris, en 1846, de l'eau désinfectante de MM. Raphanel et Ledoyen, pour détruire les gaz délétères provenant d'une fosse d'aisances, et traiter des asphyxiés.

23e Certificat de M. Durocher.

Nous soussigné, médecin de l'état civil et du bureau de bienfaisance du 7e arrondissement, aide-major de la 7e légion de Paris, chevalier de la Légion d'honneur, certifions que, le 1er septembre 1846, onze personnes furent asphyxiées, rue de la Coutellerie, n° 10, par le gaz méphytique, composé de diverses parties délétères provenant d'une fosse d'aisances; que huit personnes furent rappelées à la vie par les soins multipliés qui leur furent prodigués ; que, dans cette opération, l'eau inodore désinfectante de M. Raphanel fut mise en usage avec succès ; qu'en outre M. le commissaire de police (quartier des Arcis), dont le zèle et l'autorité furent d'un grand secours à ces malheureux asphyxiés, se servit avec beaucoup d'avantage de l'eau inodore désinfectante de M. Raphanel pour explorer toutes les parties des doubles caves remplies de gaz méphytique ; exploration qui présentait de grands dangers, mais qui réussit complétement à l'aide de cette eau désinfectante.

Délivré, le présent certificat, à M. Raphanel, sur sa demande, et pour rendre hommage à la vérité. Signé : Durocher.

Paris le 28 septembre 1846.

Les faits consignés dans le certificat de M. Durocher ont été portés, par nous, à la connaissance de M. le pair de France, préfet de police, dans un rapport longuement motivé.

Signé : Lallemand,
Commissaire de police du quartier des Arcis.

Paris, le 28 septembre 1846.

www.ingramcontent.com/pod-product-compliance
Ingram Content Group UK Ltd.
Pitfield, Milton Keynes, MK11 3LW, UK
UKHW022124260726
13993UKWH00003B/1216

9 782329 460284